キレる・多動・不登校…

子どもの「困った」は食事でよくなる

溝口　徹

青春新書
INTELLIGENCE

はじめに　親も気づかない「隠れアレルギー」があった！

人間は食べなくては生きていけない。しかし、毒のあるもの、腐ったものを食べれば、かえって生命を脅かすことになる。だから、私たちは「これは安全だ」と認識したものを食べている。

しかし、その「安全」であるはずの食べ物が、ときに悪さをすることがある。いわゆる食物アレルギーである。

アレルギーとは、本来体に無害であるはずの物質が体内で「異物」と見なされて起こる、免疫の過剰反応だ。食物アレルギーの原因となる食材としてよく知られているものには、ソバ、エビ、カニ、卵、小麦……などがある。アレルギー食材をとると、じんましんやぜんそくなどの症状を引き起こす。

しかし、一般にはまだ知られていないアレルギーがあるのだ。それが本書のテーマである「脳アレルギー」である。

ここではじめて「脳アレルギー」という言葉を聞いた人もいるかもしれない。しかし、海外の代替医療をおこなう医師たちには、「ブレイン・アレルギー」として広く知られている表現である。

「脳アレルギー」は、いわゆる食物アレルギーや花粉症、アトピー性皮膚炎などに関係するアレルギーとは、タイプも症状も異なる。そのため、通常のアレルギー検査では発見することが難しい。

もうひとつの特徴は、イライラや多動、不安感といった精神症状を伴うことだ。これがアレルギーではなく「心の病」と〝誤診〟されてしまっている可能性があるのだ。

ここ数年、発達障害、学習障害、ＡＤＨＤの子どもが増えていると、問題になっている。私のクリニックにも、「発達障害かもしれない」と思い悩み、お子さんをつれてくる親御さんが増えた。具体的には、落ち着きがなく座って授業を受けられない、友達とすぐトラブルを起こす、勉強についていけない……といった傾向がある。

医者によっては「発達障害、あるいはボーダーライン」という診断を下すかもしれない。しかし私は、ここにこそ先ほど述べた「脳アレルギー」がかかわっているのではないかと考えている。

誤解しないでいただきたいのだが、私は「すべての発達障害が脳アレルギーである」といっているわけではない。ただ、発達障害の症状のなかには、「脳アレルギー」の症状と重なるものがある、そしてそれは親も気づかないことが多いと伝えたいのだ。

もちろん、大人にもアレルギー体質の人がいるように、「脳アレルギー」は子どもだけにあらわれる症状ではない。しかし、本書のなかで詳しく述べるが、大人に比べて子どもの腸は未発達であるため、食べ物の影響を受けやすい。そのため、「脳アレルギー」の症状は大人より子どもに多くあらわれる。

生きていくために栄養が不可欠だということは、誰もが知っている。しかし「何を食べるか」だけでなく、「何を食べないか」がどれほど大切かということを、本書を通じて知っていただければ幸いである。

第1章 キレる、落ち着きがない…原因は食べ物だった！
発達障害にされている子どもたち

第2章 心のトラブルを引き起こす「脳アレルギー」のメカニズム

消化・吸収と免疫の関係

第3章　この食べ方で「脳アレルギー」がよくなる！

成長期の子どものための栄養学

第4章 栄養療法で子どもはここまで変わる！

「脳アレルギー」の改善症例

編集協力 コアワークス
本文DTP センターメディア

第1章

キレる、落ち着きがない…原因は食べ物だった！

発達障害にされている子どもたち

◉問題行動の裏には「栄養」がかかわっている

このところ、子どもの発達障害やうつといった心のトラブルが大きな問題になっている。とくに発達障害と診断される子どもは、ここ10年間を見てもあきらかに増加傾向にあり、クラスに1~2人はいるともいわれる。

はっきり、発達障害という診断が下されなくても、

「落ち着きがなく、いくらいっても聞かない」
「感情の起伏が激しくて、すぐかんしゃくを起こす」
「友達ができない。ケンカが多い」
「注意力が散漫で、授業に取り組むことができない」

といった「困った」状態が見られる子どもは少なくない。不登校や過食、おねしょ……といった形であらわれるケースもある。なかには、「(発達障害の) ボーダーライン」と診断され、戸惑う親御さんもいるだろう。

子どものこのような傾向は、親としては思い当たる節がないため、持って生まれた性格や気質、特性として捉えられることがほとんどなのではないだろうか。

もちろん、問題行動に性格が反映していないかといったら、まったく関係がないとはいえない。性格的に落ち着きがなかったり、ものごとに集中できなかったりすることは当然ある。しかし、問題行動の裏にはもっと本質的で重要な要素が隠れているのだ。

それは「食べ物」である。

「えっ、食べ物⁉」

おそらく、意外に思われる読者が多いだろう。食べ物は体をつくるもとではあっても、心とはあまり関係ない、と思われているからだ。

だが、よくよく考えてみてほしい。心と脳が密接にかかわっていることは、誰もが知っている。普段意識することはないかもしれないが、私たちの心の状態の変化には、脳内の神経伝達物質が関係している。その原料は食事から得られる栄養だ。また、脳そのものを形づくるのも食べ物（栄養）である。心が食べ物とおおいに関係している、と考えることは、何ら不自然ではないのだ。

私のクリニックでは、心のトラブル、つまりは脳のトラブルを栄養によって治療しているが、先ほど挙げたような子どもの「困った」症状が、食べ物（栄養）を変えることで改善されるケースを目の当たりにしてきた。私の症例だけでなく、発達障害のひとつである「ADHD（注意欠陥多動性障害）」の子どもが、食べ物を変えることで著しく改善した、といったケースは、海外でも数多く報告されている。

ちなみに、私は子どもだけでなく、大人のうつやパニック障害といった治療もおこなっているのだが、子どもの場合、食事を変えると劇的によくなることが多いと感じている。それには子どもの成長がかかわっている。

脳は12歳くらいまで成長、発達を続ける。つまり、その期間の食べ物は極めて大事なのだ。しかも、必要な栄養は種類も量も大人とは違う。「親と同じように食事をしっかりとっているから安心」ということにはならないのである。ここは見過ごされがちな重大な〝盲点〟なので、まず、そのことを認識してほしい。

「原因はすべて食べ物（栄養素）にある」とまではいえないが、食べ物が子どもの心のトラブルの改善の大きなカギを握っていることは、紛れもない事実だと考えていい。

言葉を換えれば、問題行動を抱えている子どもで、栄養が関係していないケースはほとんどないのである。

◉心の病に栄養でアプローチする「栄養療法」

さまざまな心の病に栄養が深くかかわっている。

世界ではじめてそこに着目したのが、カナダ人の精神科医エイブラム・ホッファー博士だ。抑うつ症状をともなうことが多いガン患者の精神面の診断と治療にあたっていた博士は、脳のなかの物質の変化が精神疾患、つまり、心の病と関係しているのではないか、という仮説を立てた。

その仮説を立証すべく研究を重ねた博士が得た結論は、ナイアシン（ビタミンB_3）の投与を中心とした治療が、心の病（統合失調症）を確かに改善させるということだった。ただちに博士はそれを論文にして発表する。

ただし、当時の精神医学の世界では、心の病と脳内物質とのかかわりはまったく無視されていた。ホッファー博士の画期的な考え方は、当然のごとく受け入れられなかった。それどころか、統合失調症学会の会長だった博士は、その職から引きずり下ろされ、以後博士の論文も専門誌に掲載されることがなくなってしまった。

そんななかでただ1人、博士の論文を高く評価したのが、ライナス・ポーリング博士だった。化学賞、平和賞の2つのノーベル賞を受賞したポーリング博士は、かねてから体を分子レベルから考えることが、病気の予防や治療のうえで大切だと主張。医学界にその考え方がないことに警鐘を鳴らしていた。

今では「ビタミンCが風邪に効く」ということは当然のことのように理解されている。しかし、当時の医学界の偏見は根強く、予防・治療に分子矯正物質であるビタミンなどの栄養素を使うべきだとしたポーリング博士にも、ホッファー博士と同じように批判、反発の声が浴びせられたのである。

不足、欠乏している栄養素を補っていくことで、心の病を治そうとする「分子整合栄養療法（栄養療法）」は、そうした逆風のなかで生まれた。生みの親はいうまでもなく、「分子整合栄養医学」という考え方を提唱したポーリング博士、具体的に「栄養療法」を確立したホッファー博士の2人である。

◉脳内神経伝達物質が心をつくっている

では、なぜ脳に不足している栄養素を補うことが、心の病の改善に効果を発揮するのか、そのメカニズムを見てみよう。

心の病の代表格ともいえるうつの典型的な症状に「やる気がない」ということがある。このとき脳でどんなことが起きているのか？　大きな原因と考えられるのが、神経伝達物質であるセロトニンの不足だ。

脳のなかの神経細胞は互いに信号を伝達し合っている。それを担当しているのがシナプスと呼ばれる部分だが、ここにはシナプス小胞という房状の器官があり、セロトニンをはじめとする神経伝達物質がたくさん詰まっている。

やる気がないときには、「やる気を出せ！」という電気信号が発信され、それを受けてシナプス小胞はセロトニンを出すわけだ。放出されたセロトニンはシナプスを通じて次々に伝達され、その結果、やる気が出るということになるのである。

役目を果たしたセロトニンは、再び吸収されてシナプス小胞に貯蔵される。ところが、セロトニンが不足していると、この〝やる気〟のメカニズムが思うように働かなくなり、やる気がない状態がいつまでも続くことになる。

その状態を改善するために、一般に使われるのがＳＳＲＩと呼ばれる薬。ＳＳＲＩはセロトニンが再吸収されるのをブロックすることで、シナプス間のセロトニンの濃度を高めて、伝達がスムーズにおこなわれるようにする。

確かにそれでやる気のメカニズムは働くわけだが、再吸収されないセロトニンは減るばかりとなるのである。その結果、一時的にはやる気が出てきても、また、やる気がない状態が続き、今度はSSRIの量を増やしたり、種類を変えたりしなければ、思うような効果は得られない、ということになる。

栄養療法のアプローチは、こうした一般療法とは決定的に違う。セロトニンそのものを増やすのが目的だからだ。栄養療法では、セロトニンの材料を食べ物やサプリメントで積極的に体にとり入れ、セロトニンの量を増やしていく。

脳内のセロトニンが増えれば、先のメカニズムもよく働くようになり、症状が改善されるし、薬を使うにしてもその量は次第に減っていくことになる。

うつに限らず、心の病とされるものすべてについて、同じことがいえる。心のトラブルに関係している神経伝達物質はさまざまな種類があり、それらが合成される過程で栄養が必要なのだ。

脳内神経伝達物質は栄養からつくられる

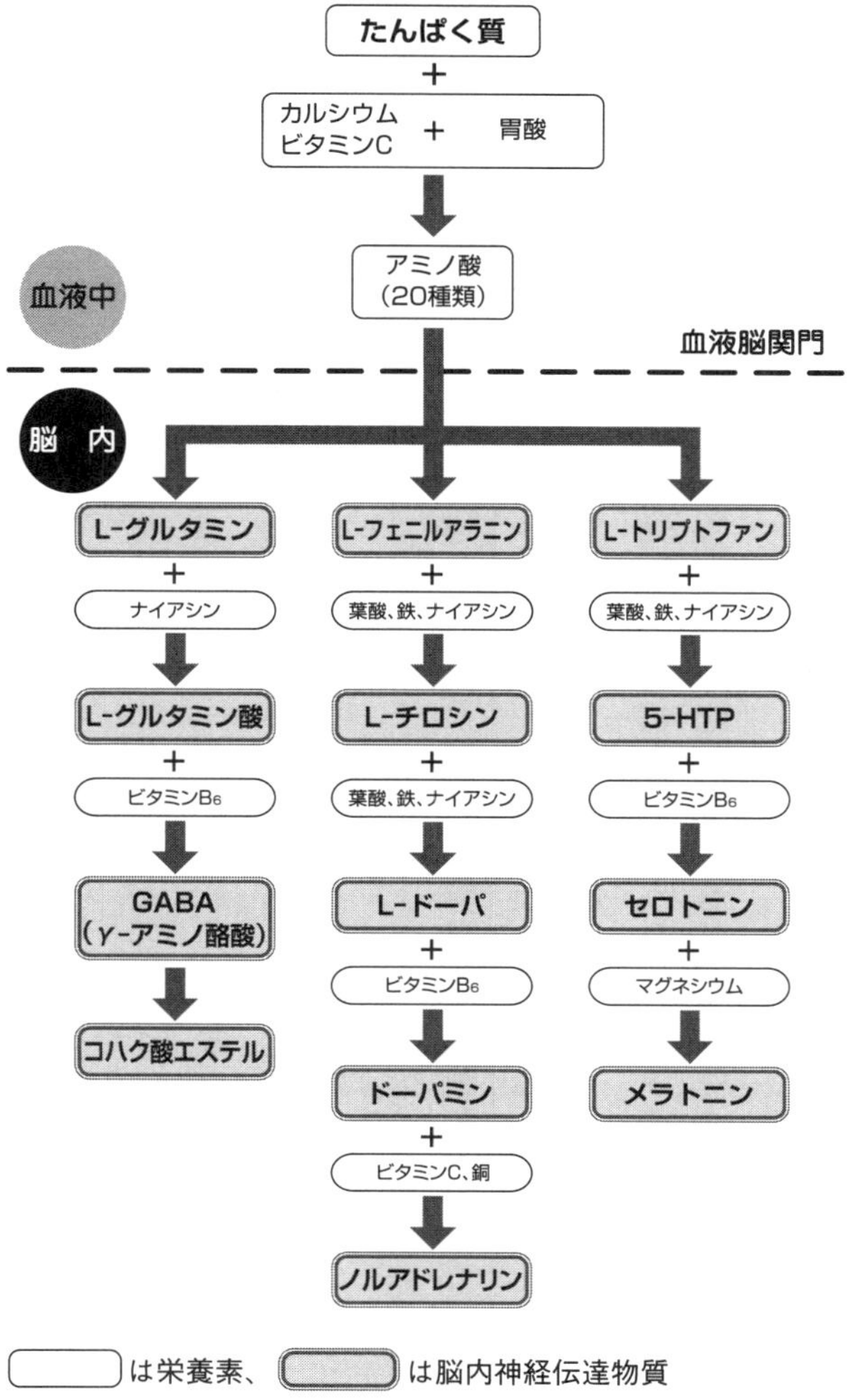

たんぱく質
+
カルシウム
ビタミンC
+
胃酸
アミノ酸
(20種類)
血液中
血液脳関門
脳内
L-グルタミン
+
ナイアシン
L-グルタミン酸
+
ビタミンB6
GABA
(γ-アミノ酪酸)
コハク酸エステル
L-フェニルアラニン
+
葉酸、鉄、ナイアシン
L-チロシン
+
葉酸、鉄、ナイアシン
L-ドーパ
+
ビタミンB6
ドーパミン
+
ビタミンC、銅
ノルアドレナリン
L-トリプトファン
+
葉酸、鉄、ナイアシン
5-HTP
+
ビタミンB6
セロトニン
+
マグネシウム
メラトニン
は栄養素、
は脳内神経伝達物質

19ページの図を見ていただきたい。セロトニンがつくられるには、まずたんぱく質が必要だ。たんぱく質はアミノ酸に分解されて血液脳関門という脳の〝関所〟を抜けると、L-トリプトファン、5-HTPへと変化し、セロトニンになる。このとき、葉酸、鉄、ナイアシン、ビタミンB_6といった栄養素がないと、この反応はうまくいかない。

ちなみに、セロトニンとマグネシウムから合成されるメラトニンは、睡眠をつかさどる物質としてよく知られている。うつになると不眠を訴える人が多いのは、メラトニンがセロトニンからつくられるためなのだ。

ちなみに、脳内神経伝達物質は、おおまかに分けると、興奮系、抑制系、調整系の3つになる。私たちの心は、どの神経伝達物質が強く働くかによって変わる。つまり、心の変化は脳の変化なのだ。

「脳の栄養不足」が心の不調を招く理由はここにある。ちなみに、脳内神経伝達物質をつくるだけでなく、脳そのものを形づくったり、動かすエネルギーも、やはり栄養がもととなっている。

脳内神経伝達物質は
興奮系、抑制系、調整系がある

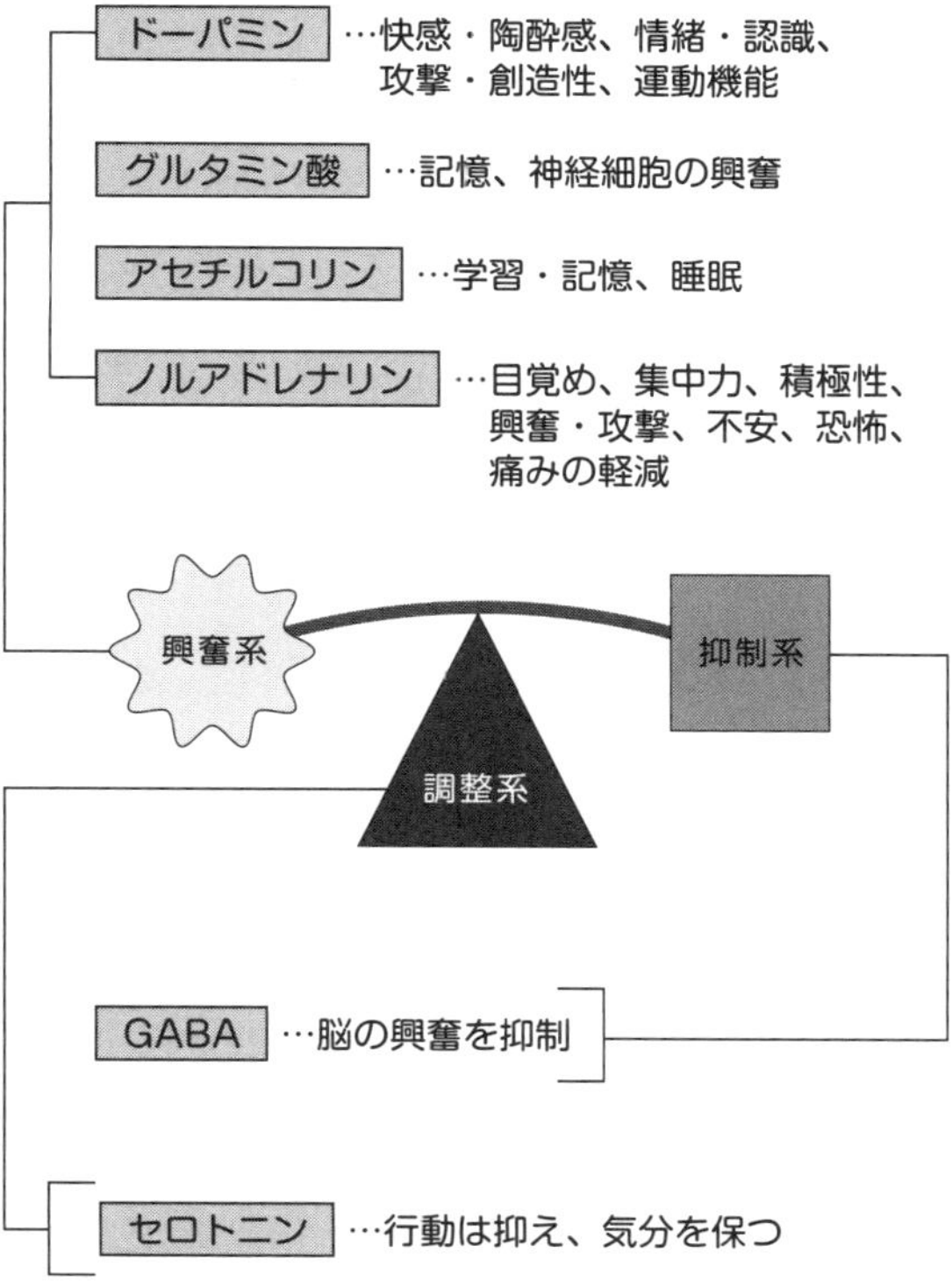

3種の神経伝達物質のバランスが崩れると心の不調を招く。

◉「給食を食べていれば安心」ではなかった!

子どもの食事について親にはひとつの〝神話〟がある。

「学校の給食は専門家がメニューを考えてくれているのだから、栄養の必要量やバランスという点では理想的なはず」

というのがそれ。だからといって、朝食や夕食で手抜きをすることはないにしても、給食に対する信頼感は絶大なのだ。では、今の給食はそれほど信頼に足るものになっているのだろうか?

カロリーの面からいえば、確かに給食は必要十分条件を満たしている、といえる。栄養士がそれぞれの年齢で成長に必要なカロリーを計算して、給食メニューを考えているからだ。しかし、脳の栄養という面で考えると、はっきりいって、かなり〝お粗末〟といわざるを得ないのである。

私から見ると、「びっくり!」というメニューも珍しくはない。たとえば、揚げパンにチヂミ、牛乳といったメニュー。主食(揚げパン)と副菜(チヂミ)は炭水化物と炭水化物の組み合わせだ。しかも、油を使っているからカロリーは高い。体の成長ということだけを考えたら、文句をつけるところはない、という言い方ができるかもしれない。

ところが、脳に必要な栄養というところから見たら、これはおおいに問題あり、なのだ。

健全に脳が成長、発達するためには、あまりにも不足、欠乏している栄養が多い。〝理想〟とはほど遠いのである。

今の学校給食は脳の成長、発達を考えたメニューにはなっていない。さらにいえば、私たちの時代のものと比べて、メニュー全体が貧弱になっている。その背景には給食費を払わない家庭など、財政的な問題があるようだが、あきらかに「給食を食べていれば安心」という状況ではないのが現実なのである。

今はほとんどの学校給食で毎日牛乳が出されているが、これもまた問題だ。

誤解しないでいただきたいのは、牛乳そのものが悪いのではないということだ。確かに、牛乳には子どもの成長に必要な栄養も含まれている。

ポイントは、〝毎日〟同じ食材をとっている、という点にある。実はこれが、これから詳しく述べる「脳アレルギー」の原因となるのである。

◉牛乳とパンをやめたら、発達障害が劇的に改善

「健康に育つように、毎日牛乳を飲ませなきゃ！」

こんな親心が裏目に出ていたとは、まさか思いも寄らないだろう。また、一般的に「アレルギー」というと、花粉症やアトピー性皮膚炎、卵や小麦といった特定の食べ物のアレルギーを想像し、ピンとこない方もいるのではないか。しかし、本書で述べる「脳アレルギー」は、はっきりした症状があらわれない厄介なアレルギーなのだ。

ここで、発達障害の診断を受けていた子どもが、栄養療法で「脳アレルギー」を治療することで、劇的に改善したケースをご紹介しよう。

現在9歳になるAちゃん。お母さんの話によると、まだ就学前の幼い頃から落ち着きのなさが目立ったという。小学校に入ってから視力が悪いことがわかったため、読み書きがうまくできないのは〝そのせい〟と思っていた。

ところが、いつまでも読み書きが上達しない。教科書を読むのもたどたどしく、書くほうでは濁点が抜けたり、へんとつくりが逆になった文字を書いたり、という状態が続いたのだ。友達とスムーズなコミュニケーションがとれず、クラス内でトラブルになることも

多かった。

「何かおかしい！」

思いあまったお母さんは発達障害のクリニックを訪れ、診断をあおいだ。７歳のときである。担当医のすすめで月に２回、ソーシャルワークに通い、スキルトレーニングを受けるようになったＡちゃん。多少の改善が見られるようになった。

このＡちゃんのケースは子どもの発達障害の典型的な流れである。つまり、小学校に入学して集団生活を送るなかで〝異変〟があきらかになり、学校生活についていけないため専門医の診断を受ける。その結果、ソーシャルワークに通うことになる。いわゆる「療育」と呼ばれている対応だ。

Ａちゃんには身体的な症状として偏頭痛があった。こちらも頭痛の専門医の診断を受けたが、原因は特定されず、医師からは「デパケン」が処方された。これはてんかんの治療に使う薬である。

食べ物に目を向けるようになったきっかけは、頭痛を少しでもやわらげようと夏休みに訪ねた整体院でのやりとり。整体師から牛乳をやめ、白米を五分づき玄米に変えるようにアドバイスされたのだ。その通り実践したところ、頭痛は激減。

「もしかして、食べ物がかかわっている?」

その後、学校がはじまり給食の牛乳を飲むようになると、再び頭痛がぶり返したため、「食べ物が原因になっている」というお母さんの思いは確信に変わった。

そのことに気づいたお母さんは、Aちゃんをともない、私のクリニックにやってきた。

Aちゃんの初診時の検査データは、以下のようなものであった。

・ビタミンB群の重度な不足
・急速な骨成長↓カルシウム、たんぱく質、鉄、亜鉛などの消費が大きい
・交感神経の緊張状態
・低コレステロール
・血糖調整障害(低血糖症)
・鉄欠乏

栄養面では〝問題山積〟という状態である。さらに「脳アレルギー」の検査をおこなうと、かなり多くの食品にアレルギーがあることがわかった。「牛乳をはじめとする乳製品

全般」「卵白、卵黄」「大豆」「小麦類（小麦グルテン、全粒粉小麦、ライ麦）」「ゴマ、クルミ、モヤシ、ニンニク」などである。ここでわかったのは、給食などで頻繁《ひんぱん》にとる牛乳とパンがやはり悪さをしていたということだった。

食事の変更は急務だった。まず、血糖値を安定させるために糖質を制限し、たんぱく質を増やしてもらうこと。食事は少量ずつ回数を多くすること（頻回食）と、寝る前の「補食」も心がけてもらった。

アレルギー食材を除去する必要があったが問題がひとつ。小学生だからやはり、皆と一緒に「給食を食べたい」という思いが強い。ここはお母さんの出番である。食べられる給食メニューは食べて、食べられない食材はお母さん手づくりのお弁当で代替する。給食とお弁当のコラボレーションで、アレルギー食材を除去したのである。

また、検査のなかでAちゃんにはカンジダ感染が疑われた。後ほど詳しく説明するが、カンジダとは、カビのようなカンジダ菌が粘膜で増殖する症状だ。おそらく腸に感染しているると思われたので、除菌して腸の粘膜を強くするためにサプリメントを使い、あわせて果物を控えてもらった。果物の果糖はカンジダ菌の大好物なのである。

それらの治療をはじめたのは1年少し前。症状は劇的に改善してきている。頭痛に悩まされることが減っていき、今はもうまったくない、という状態だ。寝付きがよくなり、それまでは何度か起きていた夜中のトイレもなし。

「ぐっすり眠れているんでしょうね。以前のように頻繁に寝返りも打たなくなったし、寝言をいうこともほとんどなくなりました」

お母さんの証言である。アレルギー除去とカンジダ除菌の効果は、まさに〝劇的〟の名にふさわしいものだった。前年は体が冷えると動けなくなるほどだったため、控えるしかなかったプールも解禁。苦手だった漢字の書きも見事に克服したのだ。

前述したように、まともに漢字が書けず、マス目に収めることもできなかったAちゃんが、なんと、漢字テストで100点をとり、担任教師を驚かせたというのだから、あっぱれな変身ぶりというしかない。

それまでは板書のスピードに追いつかず、ノートに写すことができない、といったこともたびたびだったが、今は余裕を持ってスラスラと書き写せるようになった。「きれいにノートをとれているね」と担任のお墨付きまでいただいているほどなのである。

よく見られた気持ちの落ち込みもほとんどなくなり、たまに落ち込むことがあっても、短時間でもとに戻るようにもなった。振るわなかった成績も急上昇して、今はクラスで中位の上をキープ。もちろん、まだまだ伸びしろは十分にある。

もうひとつの嬉しい変化が、食べられるようになったアレルギー食材が出てきたことだ。アレルギーについての詳しい説明は第２章に譲るが、しっかりとアレルギー除去をおこない、必要ならカンジダ菌の除菌にも取り組んで、腸の粘膜を強化すると、こうしたことは起こるのである。

Ａちゃんのケースでは、ほぼ１年でかなり重度の発達障害がすっかり消えたわけだが、これはけっして特異な例ではない。

アレルギー食材をしっかり見極め、徹底して除去しながら栄養療法に取り組むことで、どんな子どもでも実現できる〝普通の変化〟なのである。

◉本人も親も気づかないアレルギー

前項で紹介したＡちゃんの発達障害は、乳製品や大豆、小麦類などに対するアレルギーが原因となっていた。

「だったら、病院でアレルギー検査をすれば、すぐに原因究明ができるわけだ」

そう思って当然かもしれないが、残念ながら、病院の通常の検査ではこのアレルギーは見つけることができない。「脳アレルギー」は一筋縄ではいかないのである。簡単に説明しておこう。

青魚を食べるとじんましんが出る、特定の食品を食べるとぜんそくが起きたり、目がグジュグジュしたりする……毎年猛威を振るっている花粉症などもそうだが、一般に私たちが認識しているアレルギーは「ＩｇＥ」と呼ばれるタイプのものだ。これはすぐに特異な症状があらわれるから、容易に判定できる。

ところが、ＩｇＥとは違って、すぐに特異な症状が出ないタイプがある。「ＩｇＧ」「ＩｇＡ」と呼ばれるものがそれだ。

Ａちゃんの場合がまさにそうだが、普通頭痛があるからといって、それが牛乳に対するアレルギーによって引き起こされているとは、誰も思わないはずである。牛乳をやめてみたら頭痛がなくなった、という段階で「もしや？」と考えるのがせいぜいだろう。

ＩｇＧ、ＩｇＡタイプでは、特定の食品をとるとただ眠くなるとか、少し時間が経ってからだるくなる、といったことも起こる。だから、なかなかアレルギーとは見極めにくい、もっといえば、ほとんど見極められない、といってもいい。

Ａちゃんのケースがそうだったように、近くでいつも子どもを見ている親も気づかない「隠れアレルギー」なのだ。

そのため、アレルギー食材を知らずにどんどん食べ、症状は深刻なものになっていく。やがては落ち込みやイライラ、他人に対する攻撃性や多動性……といったものに発展し、発達障害の診断を下されてしまうこともある。

ＩｇＧ、ＩｇＡタイプのアレルギーを発見するには、専用の検査を受ける以外に方法はない。しかし、その検査を受ける子どもはほとんどいないというのが現状。それが問題行動のある子どもたちに正しい対応、有効な対応ができていない主たる要因になっている、と私は思っている。

◉現状の発達障害診断の問題点

最近になって、発達障害という病名はずいぶん知られるようになってきたが、その定義について、ここで簡単に説明しておこう。

発達障害とは、「自閉症」「アスペルガー症候群」「学習障害」「注意欠陥多動性障害」などの総称。全体に共通する特徴として次のようなものがある。

・端的にあらわれるのが情報処理の仕方。情報は細部を理解すると同時に、全体を大局的に捉えることが必要だが、発達障害の子どもは細部にこだわり、全体が見られないというところがある。

・一つひとつの情報を処理してからでないと、次の情報処理に取りかかれないため、時間がかかって複数の指示や矢継ぎ早の指示にはついていけない。たとえば、「宿題をやって、明日の準備をしなさい」「テレビを消して、部屋を片づけてから、食事に下りていらっしゃい」といった指示に対応するのが難しい。

・一般化することが困難なため、応用ができず、状況判断、因果関係がわからない。

・時間、空間の認知が困難である。

こうした特徴は心の発達にも影響を及ぼす。普通、3～4歳頃になると、他人が自分とは違った存在で、異なった意思を持って行動しているのだ、ということがわかってくる。ところが、発達障害の子どもは、その機能が遅れるために、社会的な関係や行動に支障が出てくる可能性があるのだ。

では、それぞれについて見ていくことにしよう。

[自閉症]

自閉症には次のような3つの特徴がある。

①対人関係の障害
②コミュニケーションの障害
③パターン化したものへの興味や活動

これらの特徴は、幼児期には「目が合わない」「他の子どもに関心を持たない」「言葉をしゃべりはじめるのが遅い」といった形であらわれる。あるいは、「ひとり遊びばかりする」「人のマネをしない」「表情が乏しい」「落ち着きがない」「よくかんしゃくを起こす」などの状態も自閉症児に見られるものとして知られている。

現在、自閉症患者は500人に1人程度いるとされ、軽い症状のものまで含めると100人に1人ともいわれる。男女比では圧倒的に男性に多く、女性の約4倍の割合で発生。また、自閉症患者の近親者では5~10倍の割合で発生するというデータもある。


【アスペルガー症候群】

アスペルガー症候群は自閉症のひとつのタイプで、最初に症例を報告したのがオーストリアの小児科医、ハンス・アスペルガーであることから、この名前がある。

自閉症との大きな違いは、幼児期の言葉の遅れがないこと。「独特の表情や身振り、声の抑揚、姿勢などがある」「親しい友人が持てない」「尊大で態度が横柄だが、子どもでは変わった面白い子と映る」「一般に通用する慣習としての暗黙のルールが理解できない」「冗談や皮肉、比喩などがわからない」「狭い範囲の独特なものに興味を示す」「体の動きがぎこちない」といったことが特徴とされる。

言葉の遅れがないことから、幼児期には気づきにくいとされていたが、最近の研究で「他人とする遊びが苦手でひとり遊びすることが多い」「同じ遊びを繰り返す」「他の子どもに関心を持たない」などの傾向があることがわかり、発見の有力な手がかりとなっている。

なお、アスペルガー症候群も女性に比べ男性に多いことが知られている。

【学習障害】

学習障害は「ＬＤ」とも表示されるが、これは「Learning Disorders」あるいは「Learning Disabilities」の略。前者は医学的な見地、後者は教育的な見地からの見方といえる。いずれにしても、知的な発達の遅れはないのに読み書きの能力や計算能力の障害があらわれている症状のことだ。教育的見地からはより広く捉え、話す、聞くなども含め、一般的な学習能力が障害されていることを示すようだ。

読み書き能力の障害は、とくにディスレクシアと呼ばれ、これには次のようなケースがある。「文字をひとつずつ拾って読む」「単語や文節の途中で区切って読む」「確認するように指で押さえながら読む」「文字や単語の間隔が広いときは読めるが、狭くなると読み違えや行の取り違えが起きる」「読めない文字を読み飛ばす」「文末などを勝手に変えて読んでしまう」「音読み、あるいは訓読みしかできない」「小さい『つ』や『よ』などを書き間違えたり、抜かしたりする」「同じ音の文字、たとえば助詞の『は』を『わ』などと書き間違える」「形が似ている『ぬ』と『ね』が書き分けられない」……。

厚生労働省が2002年におこなった、小中学校の教師を対象にした調査では、学習障害の児童生徒は約3・3％いることがあきらかになっている。

【注意欠陥多動性障害】

注意欠陥多動性障害は「ADHD」、つまり、「Attention Deficit/Hyperactivity Disorder」を訳したもので、文字通り注意力が持続できず、行動に多動性や衝動性が見られる発達障害だ。

注意力が散漫なため、「ひとつの行動に集中できない」「物をなくしたり、忘れたりしやすい」「すぐに気が散ってしまう」「行動を順序立ててできない」といったことが起きる。また、多動性、衝動性は「じっとしていることができない」「静かに遊べない」「順番が待てず、他人の邪魔をしてしまう」「おしゃべりが止まらない」「約束を守れない」といった傾向がある。

通常、家庭や学校現場で7歳までにこれらの行動が重なって強く見られる場合に、注意欠陥多動性障害の診断が下される。学齢期の子どもの３〜７％ほどがこの状態にあるとされている。

以上、発達障害のそれぞれについて説明してきたが、これらの診断が下される際には、実は大きな問題がある。それは、表面にあらわれている症状によって安易に〝病名〟が決められてしまうことだ。

たとえば、じっとしていられないで動き回っていたり、注意力が欠けていたりすれば、ＡＤＨＤのレッテルが貼られるし、学習障害が目立つ子どもならＬＤのレッテルが貼られる。

日本では現在、国際診断基準であるＩＣＤ-10（国際疾病分類第10版）やアメリカ精神医学会の診断基準であるＤＳＭ-Ⅳをもとに、診断を下すのが一般的だ。

しかし、子どもの心の病はそう単純に色分けできるものではない。子どもの「困った」

症状があっても知的障害がない、あるいは知能が高い子どもも正常な子どもと区別がつかないことも少なくない。そのため、いわゆる正常な定型発達児からの連続体と捉え、「心の病」ではなく「自閉症スペクトラム」という先天的な脳の機能障害とする考え方もある。

しかし、前にも述べたように、「脳の栄養不足」や「脳アレルギー」が精神症状と関係しているのであれば、「先天的な脳の機能障害」ではなく、「後天的な脳の機能障害」と考えてもいいのではないか。

このとき注意すべきなのは、症状の背景に何があるかということだ。つまり、その症状があらわれている子どもの脳ではどんなことが起きているのかを探っていくというアプローチが必要なのである。

私がこれまで診てきたなかでは、食物による「脳アレルギー」がある場合にも、子どもによってＡＤＨＤの傾向が強くあらわれたり、ＬＤの傾向が前面に出たりということがある。栄養面でいえば、鉄欠乏がＬＤを引き起こしていたり、低血糖症が多動性につながっている、といったことも珍しいことではない。

そこで「脳アレルギー」の原因や不足している栄養がないかを調べ、それに対処していけば、先ほど挙げたAちゃんのように発達障害が改善していくこともあるのだ。

もちろん、発達障害の原因すべてが「脳アレルギー」や「脳の栄養不足」だとはいえない。自閉症には遺伝がかかわっているという説もある。

しかし、現状では、子どもの「困った」症状に対して、ADHDへの対応、LDへの対応しかおこなわれていないのである。症状だけを見た対応しかおこなわないという「木を見て森を見ない」手法から一歩も出ていないのが、現在の発達障害に対する考え方なのだ。

それこそ〝最大の問題点〟だということを強く指摘しておきたい。

◉栄養のトラブルが心のトラブルにされている

さて、ここで先に紹介したAちゃんのケースを思い出していただきたい。Aちゃんは発達障害と診断されてソーシャルスキルトレーニングに通い、あわせて頭痛をやわらげるための投薬治療も受けていた。トレーニングで多少の改善は見られたようだが、そのままその対応を続けていたら、果たして、発達障害のレッテルをはがすことができただろうか。

２００７年から実施されている特別支援教育の対象に発達障害児童が加えられたことも

あって、普通の児童とは違う〝特別の教育〟を施されることになった可能性は否定できない。

今、Aちゃんは通常のクラスで友達関係も築き、成績もさらに上をうかがうという状況だが、それは彼女の発達障害の真の原因がアレルギーや栄養的な問題にあったことを突き止め、的確な対応をとったからである。

そうでなければAちゃんは、依然として発達障害児童として学校生活を送っていたかもしれないのだ。こうした現実を思えば、十分に症状の改善が可能な子どもたちが、発達障害児童のままにされるということが想定される。発達障害というものに対する理解の浅さが、子どもたちを「心の病」にしてしまう、といってもいい。

周囲の理解は大きな課題だ。発達障害の子どもたちは自分が「他の子とは違う」と感じはじめたときに、大きな精神的なストレスを持続的に受けることになる。そこでいちばん重要なのが、深い理解に裏打ちされた周囲のサポートである。

「あなたはそれでいいのよ」という姿勢で周囲が受け止めたら、ストレスは格段に軽減されて、子どもはのびのびと生きられる。ところが、実際にはサポートするどころか、ストレスをさらに昂《こう》じさせるような接し方をしてしまっている。

その結果、ストレスから不安を増幅させたり、パニックに陥ったり、さらには長期間にわたるストレスに対する二次的な反応として、不安や妄想に見舞われたり……といったことが起こってくる。つまり、本来は「心の病」ではなかったのに、周囲の対応がその子どもを「心の病」にしてしまうのだ。ときには統合失調症の診断が下されることになったりもする。

現実にも〝誤診〟による統合失調症の判定は問題になっている。発達障害の診断力のなさが、どれほど間違った統合失調症の患者さんをつくり出しているかを指摘し、事例集にまとめて報告しているベテランの精神科医もいるのである。

私の実感もその精神科医と同じところにある。統合失調症の患者さんは、判定されている数よりずっと少ないはずである。

◉子どもに薬を与えることのリスク

子どもの発達障害に対する取り組みの現状は「早期発見、早期の医療介入」ということが柱になっている。それを推進するプロジェクトの一環が学校に絵本を配るというもの。配布されているのは、『あさおきられないニワトリ』『てあらいがとまらないアライグマ』『さかながこわいクジラ』『そらみみがきこえたひ』といったタイトルが付いた、「こころの病気がわかる絵本」シリーズだ。内容の一端を紹介しよう。

牧場で毎朝、「こっこっこ、こけ〜こけ〜」と元気よく鳴いていたニワトリが、突然、卵を産めなくなってしまう。それをきっかけにあれこれ思い悩み、気持ちが暗く沈んでしまったニワトリだが、それでも自分を奮い立たせ、何とかがんばって鳴き続ける。しかし、いっこうに楽しくない。

ニワトリは自分をダメだと思い込み、食事も喉を通らなくなる。やがて、生きているのもいやになり、火に飛び込んでフライドチキンになってしまおう（自殺しよう）などと考えるようになるのだ。ついに鳴くこともできなくなり、ベッドにもぐり込むことが多くなったニワトリ。

そこにドクターがやってくる。牧場の仲間からニワトリの様子を聞いたドクターは「うつ病」の診断を下し、薬を飲むこととゆっくり休むことが大切だ、とアドバイスするのである。アドバイスを守り、しっかり薬を飲んだニワトリが復活。再び元気よく鳴き声を轟《とどろ》かせるところで物語は終わる。

絵本の後半部分は子どもが読めるようにすべての漢字にふりがなをつけ、うつ病についてやさしく解説している。治療法「どうやって治すの？」のトップに挙げられているのが「クスリを使う」という項目だ。

要は「心の病」について必要な知識を持っておき、兆候があったら早い段階でそれを見つけ、ただちに薬で治療するべし、というのがこの絵本シリーズのメッセージになっているわけだ。

早期発見はもちろん大切なことだし、これだけ心の病が増えている今、子どものうちからそのような啓蒙をしていくことは悪いことではない。

しかし、そこから先が問題だ。症状が改善するような環境を整えるとか、しかるべきカウンセリングをおこなうということならいいのだが「まず薬を飲みましょう」というのは、私から見るとあまりにリスクが大きいというしかない。

こんなことを絵本の形で子どもにメッセージとして伝えたら、薬に対して安易に、過度な〝信頼〟を持つようになり、薬漬けの子どもが増えてしまうのではないか――私はそれを危惧《きぐ》している。

いったん薬を使うと、いずれ効きが悪くなって必ず量が増えていく。しかも、子どもの発達障害には強い薬が使われるのだ。たとえば、リタリンという薬。以前はうつ病の治療薬として承認されたものだが、依存性が高く、気分が高揚するなどの作用もあることから、うつ病患者のみならず、一般の人まで含めた多くのリタリン中毒者があらわれ、社会問題になったため、2007年にはうつに対する処方が禁止されている。

大人の使用は禁止されているそのリタリンが、子どものADHDには使われるのである。人の話が聞けなかったり、じっと座っていられなかったり、という子どもがリタリンを飲むとガラリと変わる。学校でも自分の椅子に座って授業を受けられるわけだ。

学級運営をする教師にとっては好都合ということになるのかもしれないが、一方ではこんな現場教師の声もある。

「確かに動き回ることはなくなるけれど、全然その子らしくなくなってしまう。そんな薬を使っていいのか、違和感が残る」

これこそ教師として常識的な受け止め方ではないか。

リタリンは服用後3～4時間で効き目がなくなるため、保護者の目が届かない学校で子どもに服用をまかせなければならない、というリスクもあった。

そこで新たに承認されたのが、同じ成分のコンサータという薬だ。こちらは服用すれば12時間効き目が持続する。つまり、朝、自宅で飲めば学校にいるあいだ中、ＡＤＨＤの症状を抑え込むことができるのである。親や教師のなかにはこれを〝朗報〟と受け取る向きもあるのだが、私はもちろん懐疑的だ。

◉早期投薬が心の病をつくり出す

現在21歳のＢ子さん。彼女はあきらかに〝早期投薬〟によって心の病を発症したケースである。

Ｂ子さんは中学2年のとき、友達とのトラブルが原因で寝付きが悪くなったという。それにともない、朝起きることがつらくなったため遅刻をするようになる。学校へ遅刻する日が多くなるにつれ、さらに友達との関係でトラブルが増えるようになった。

心配した母親は教師に相談したのだが、教師は、子どもたちの関係を修復するなどの対応ではなく、医療機関の受診をすすめたのだ。

こうして学校のすすめるクリニックを受診したB子さんは、初診時から寝付きがよくなるという薬を処方され、飲むようになったのである。

B子さんはもともと夢を多く見るタイプだったが、その薬を飲みはじめると次第に、悪夢を見るようになったという。ところが薬で眠っているため、強制的に寝ているような感覚であり「寝ているあいだ中、ずっと夢を見ているような感覚」で、熟睡感がなく、朝起きることのつらさはあまり変化がなかった。

後で詳しく述べるが、このような経過は、ビタミンB群の不足が重度である場合によく見られる変化であり、適切な対応によって睡眠を改善することが可能である。しかし、B子さんが熟睡感がなく朝起きられないつらさも変わりないことを主治医に伝えると、もう一種類睡眠薬が追加された。それは、睡眠を深くする作用があると説明された。

その薬を服用すると、とたんに朝起きることができなくなり、がんばって起きても朦朧《もうろう》とするような状態になった。最初に処方されたのは、睡眠導入剤というタイプで短時間で作用が切れるものであり、後で追加されたものは長時間作用型に分類されるものだったのだ。

さらに、今まで感じなかった感覚――焦り、イライラ、神経過敏などを感じるようになる。そのことを主治医に伝えると、「しばらく学校を休んでゆっくりと休みなさい」と指示され、診断書をもらい学校を2カ月間休むことになった。

睡眠薬などの薬剤は、鎮静作用がおもな作用であるが、ときに脱抑制作用を示すことが多い。つまり、今までになかった過敏性や攻撃性などを示すことがある。B子さんが訴えた症状は、まさに薬によってもたらされたものだったのだ。

学校での人間関係のストレスから離れたB子さんは、一時的に表情も明るくなり、改善傾向に向かうかに見えた。しかし朝起きることのつらさには変化がなく、薬を飲むことによって朝の朦朧とした感覚や、体の疲労感が強くなる。

医師に慢性的な疲れや、頭がすっきりしないことを伝えると、それらの症状を軽減することを目的に、さらにもう一種類の薬が追加された。それは、ＳＳＲＩというタイプの抗うつ剤であった。主治医からは、「副作用が少ない薬だが、効果があらわれるまで長い人では2カ月ぐらい必要なので気長に飲むように」と指導を受けた。

ところがこの薬を飲みはじめるとイライラなどの症状や、自分を抑えられないような感覚が強くなる。ときに家で大声を出して泣くような症状が出てきたのである。

目覚めの改善もなく、感情を抑えられないことが多々起きてきたため、主治医は小児神経科がある大学病院を紹介。そして、大学病院の医師からは、家庭環境のストレスを軽減することと、合う薬を探すために入院治療をすすめられたのだった。

ところが、14歳の女の子にとって精神科の病棟はあまりに衝撃的であった。昼夜問わず歩きまわり、ひとり言を繰り返す患者さん……。B子さんは、その当時を振り返り、強い不安があったと話す。

自分はいったいどうなってしまうのだろう……。薬を強制的に飲ませられる、そして夜間に再び悪夢を頻繁に見る。そんな状況でB子さんは病棟でパニック状態に陥ってしまう。気がついたときには監視室にひとり、ベッドに寝かされ手足は縛られていた。入院したときに見た衝撃的な光景に、自分がなってしまった——B子さんは多くの投薬によって思考も朦朧とし、ときに尿をもらすようなことまで経験する。

多くの薬を処方され、退院しても、とても学校へ行けるような状況ではなく、最初の休学からＢ子さんは一日も中学校へ行くことができなくなってしまった。学校側の配慮で中学校は卒業することはできたが、高校を受験することもできず、治療に専念する長い月日がはじまったのである。

◉見過ごされていた「脳の栄養不足」

18歳のある日、Ｂ子さんは母親の友人のすすめで私のクリニックを受診。そのときに大学病院の精神科から処方されていた薬は51ページの通り。これでも、もっとも多く処方されていた頃よりだいぶ減薬された状態だったという。

中学2年生のときに、友達とのトラブルがきっかけで眠れなくなり、遅刻が多くなってしまった――ただそれだけの症状で精神科を受診したＢ子さんは、1年後にはこれほど多くの薬が処方されている精神病の患者になってしまっていたのである。

私のクリニックの初診時の血液検査データでは、大変重度の栄養障害と血糖値の乱高下が予想される内容だった。多くの薬を処方していた大学病院では、一年に1回程度肝機能の検査がおこなわれるだけで、栄養状態のチェックや血糖値の変動を調べることは一度もなかった。

さらにB子さんは、体のなかにためておくべき貯蔵鉄が、必要な量の20分の1という状態だった。これでは、月経が近くなることで、さらに鉄欠乏が進行し、頭痛や疲労感の増強だけでなく、多くの不定愁訴が増悪することが容易に予想できる。

またビタミンB群も重度の不足状態であった。ビタミンB群が不足することによって、体のなかではさまざまな酵素反応のトラブルが生じる。とくにB子さんの血液検査データでは、糖新生という血糖値を維持するために重要な反応に、必要な酵素が重度に抑制されていたのである。

糖新生が円滑におこなえないと、血糖値が下がりはじめたとき、血糖値を維持するためにコルチゾールやアドレナリンなどの副腎由来のホルモンの分泌が必要になってしまう。コルチゾールやアドレナリンは、血糖値を上げるだけでなく、体温を上昇させ、筋肉をこわばらせ、動機や手足のしびれをつくる。また、これらの体の反応だけでなく、イライラや興奮、恐怖などの多くの精神症状を引き起こすのである。

B子さんが投薬されていた薬

毎日飲むもの

薬名	1錠あたり	朝	昼	夕	寝る前
ロドピン	50mg	1錠		1錠	2錠
コントミン	50mg	1錠	1錠	1錠	1錠
ビカモール		1錠	1錠	1錠	
セレネース	1.5mg	1錠	1錠	1錠	
デパケンR	200mg	1錠		1錠	
リズミック	10mg	1錠		1錠	
ユーロジン	2mg				1錠
サイレース	2mg				2錠
ベゲタミンA					2錠
ヒルナミン	50mg				2錠
マグミット	330mg	1錠	1錠	1錠	
ムコスタ	100mg	1錠	1錠	1錠	

頓服薬

薬名	1錠あたり	1回量	備考
コントミン	50mg	4錠	興奮したとき
ロドピン	25mg	1錠	不安や緊張したとき
レキソタン	2mg	4錠	気持ちを落ち着かせたいとき

有名大学医学部付属病院の精神科医師から処方されていたもの。

この組み合わせでは、あらゆる種類の薬剤が処方され、おもな精神疾患が何であったのか想像することができない。

上記の投薬によっても強い不安症状が出ていたため、週3〜4回は救急外来で点滴治療を受けていた。

B子さんは、夕方や深夜にジェットコースターで突き落とされるような恐怖を味わっていたが、その感覚はこれらのホルモンが血糖値を維持するために大量に分泌されたことが原因と考えられた。いくら不安を抑え、心をやわらげるといった抗精神病薬を何種類も投与しても、改善が得られなかったことが納得できる。

ところが、学生時代に生化学で少しだけビタミンB群と酵素の反応を勉強しただけで、内科的に患者を診るということができない精神科医には、これらのことをいくら説明しても理解することができないようである。

不安や恐怖、興奮などの精神症状は、生育歴やストレスが原因の精神症状であり、精神の専門家である精神科医が薬を用いて治療する対象であり、それらの症状にはビタミンなどが関係する酵素の機能低下などが関与しているものではない……という固定概念から抜け出すことは不可能なのだ（私からいわせてもらえば、生育歴やストレスが原因の症状に、どうして投薬治療なのか説明を聞きたいぐらいであるのだが……）。

とくに、この固定概念に思考を占領されているのは、精神科領域のメインストリームを歩んでこられた、いわゆるエリートの精神科ドクターに多いように感じる。事実B子さんも、大学病院を紹介されてから、いきなり投薬される薬の種類と量が激増している。

血糖値というと、多くの方は糖尿病を思い出すかもしれない。しかし実は、血糖の調節障害は精神症状とも深くかかわっているのだ。そのため私のクリニックでは、血液検査により不足している栄養をチェックすると同時に、５時間の糖負荷検査をすすめている。ブドウ糖入りのジュースをとった後、５時間の血糖値とインスリンの変化を見るのだ。

私のクリニックでは、すでに約２０００名の患者さんに糖負荷検査をおこなっており、その結果が治療に重要な情報となる。またこれらのことは海外の文献でも取り上げられている。しかし残念ながら、通常の精神科医に読まれる専門誌には書かれていないのである。

血液検査と５時間糖負荷検査の結果、
・血糖調節障害（低血糖症）
・ビタミンＢ群欠乏
・鉄欠乏
が見られたＢ子さんには、それを改善するための食事や生活習慣を指導し、必要な部分に対してはサプリメントを用いた栄養補給をおこなった。

その結果、1年半が経過した頃にはすべての薬が不要となり、勉強する意欲も出てきた。症状の改善とともに減薬をおこない、不安定な時期には感じなかった感覚が、すべての薬が不要になると湧き上がってきたのである。

同年代の友達は、皆高校を卒業している。アルバイトもやっている。しかしB子さんは、中学2年の入院時から、学校生活だけでなく、同年代が経験するさまざまな出来事を経験せずに闘病していた。すべての薬が不要となったとき、B子さんは多くの薬を飲んでいた当時のことはあまりよく覚えていないと話すが、この数年間の治療は、彼女の人間性すら失いかねない治療法であったのではないだろうか。

その後、B子さんは、失った4年間を取り戻すかのように、ゆっくりと勉強をはじめた。そして19歳で高校を受験し、合格したのだ。そのとき誇らしげに、そして少し恥ずかしそうに合格通知を見せてくれた顔を、今でも思い出す。

このような経過は、B子さんだけではない。私のクリニックを訪れる多くの患者さんは、すでに投薬のみによる標準的な治療法を長年にわたり継続してきている人たちだ。

もちろん私は、精神疾患のすべての患者さんが、栄養療法で改善するなどとは思っていない。しかし、現在おこなわれている精神科の診断と治療によって、満足する改善が得られない患者さんのなかには、本書で紹介するような栄養障害や代謝のトラブル、また食物アレルギーが関係している可能性が高いと伝えたいのだ。

◉なぜ、日本では「栄養療法」が広まらないのか

現在の日本の医療界は、大学病院を中心とした学会が中心となっている構造である。代謝や栄養面での問題が精神症状の原因となる場合があることや、それらの問題に対して食事を含めた栄養アプローチをする治療法が標準療法とならない理由は、ここにあると私は思っている。

では、海外はどうなのか。発達障害の場合、薬物療法もおこなわれるが、それはあくまでさまざまな対応の選択肢のひとつ。環境整備をはじめ、アロマテラピー、カイロプラクティック、鍼《はり》、デトックス……など多岐にわたる方法が検討されているのだ。

当然、アレルギーという分野からのアプローチもなされているし、治療も栄養療法に軸足を置いた対応が中心になっている、といってもいい。また、砂糖の多いソフトドリンク

を大量摂取するとADHDが出るとか、鉛やアルミニウムなどの有害金属がADHDの原因になる、といった情報もどんどん提供されている。彼我の差は歴然。発達障害の対応では日本は圧倒的に〝後進国〟だということは、頭に入れておいたほうがいいだろう。

なお、厚生労働省は2011年7月6日、これまでの「4大疾病」、つまり、ガン、脳卒中、心臓病、糖尿病に、あらたに精神疾患（心の病）を加え、「5大疾病」として、重点対策を講じる方針を決めた。

2008年の調査では、精神疾患は323万人と断然トップ。糖尿病の237万人、ガンの152万人に大きく水をあけている、というのが現状だ。これを機に対応にも「栄養からのアプローチ」という視点が開かれればいいのだが……。

心の病の分野では、患者さんはまず精神科や心療内科の医師を頼り受診する。だからこそ、専門家である精神科や心療内科のドクターに、学生時代に習った生化学を思い出し、患者さんの診療に応用していただきたい。そして1人でも多くの患者さんが投薬も不要で、日常生活を生き生きと過ごすことができるような手助けを、専門の先生におこなってほしいと願っている。

第2章

心のトラブルを引き起こす「脳アレルギー」のメカニズム

消化・吸収と免疫の関係

◉体には「内なる外」がある

アレルギーとは、そもそも何なのか？　それを説明する前に、まずは私たちの免疫の仕組みについて考えてみたい。

私たちの体には「外」と「内」がある。ここで質問をひとつ。体の外側とはどの部分をいうのだろう？

「外側といったら皮膚の部分に決まっている。後は目とか髪、爪なんかも外だし……」

皆さんそう答えると思う。

しかし実は、口から食道、胃、腸を経て肛門までつながっている消化管は、体の外側、もっと正確にいえば「内なる外」なのである。それだけではない。鼻のなかや耳のなか、呼吸によってガス交換をしている呼吸器、肺のなかも「内なる外」だ。

また、女性の場合は膣から子宮、卵管もそうだし、膀胱《ぼうこう》や尿道、尿管も外といっていいかもしれない。

皮膚はもちろん、これらの「内なる外」に共通していることは何か？　そう、常に外界に触れているということだ。外界には膨大な数の抗原、つまり、アレルギーのもとになるものが満ちあふれている。「内なる外」はいつもそれらの刺激を受け続けている。別の言い方をすれば、それらの襲撃にさらされているわけだ。だから、強固な防御態勢を敷かなければ大変なことになる。

防御態勢の主役としてバリア機能を発揮しているのが粘膜である。ひとたび外敵（抗原）が侵入してくると、粘膜は粘液を分泌する。その粘液のなかに外敵を包み込んで、排出するのである。わかりやすい例が鼻水。外敵の襲撃を防ぎ、外に出す働きをしているのが鼻水なのだ。

同じように、腸や肺の粘膜がバリア機能を果たした結果が、下痢になったり、痰《たん》になったりするわけだ。

私たちの体には想像をはるかに超えた広さの粘膜がある。表面積にすると４００平方メートル、これはテニスコート１・５面分に相当する。皮膚の面積と比較すると、約２００倍にもあたる。

もちろん、もっとも粘膜が集中しているのは消化管だ。消化管粘膜はだいたいテニスコート１面分強といわれている。食事で飲んだり食べたりしたものは、これだけの広さの粘膜から吸収されるのである。

粘膜の表面には常に細菌や微生物が存在している。もっとも、それらは共生微生物と呼ばれるもので、体に悪さはしない。皮膚にも腸にもそうした常在菌がいるのはよく知られる通りである。

いずれにしても、さまざまな抗原を排除する粘膜のバリア機能は極めて重要だ。その強化がアレルギーはもちろん、あらゆる病気を防ぐ決め手になる、といっていい。

◉免疫は体のあちこちにある〝関所〟

細菌やウイルス、微生物などの外敵から体を守るために備わっているのが免疫システムだ。私たちの体にはあちこちに免疫があり、外敵をチェック、排除する〝関所〟の役割を果たしている。

口や鼻から侵入しようとする抗原に対しては、まず扁桃腺《へんとうせん》が免疫として働く。口や鼻の周辺には口蓋《こうがい》扁桃という扁桃腺がある。また、舌の下にも扁桃腺が存在している。これらはリンパ組織で免疫の最前線といえる。組織に集まっている免疫細胞がこぞって抗原の処理にあたるのである。

ちなみに、扁桃腺を腫らす子どもの場合、手術で摘出してしまったりするが、免疫という観点からいえば、弊害は少なくないことも知っておきたい。

口や鼻をすり抜けた抗原は腸管に入ってくる。最初に待ちかまえるのは胃だが、ここは非常に強い酸性状態になっている。その強酸で細菌やウイルスのかなりの部分は退治してしまう。この免疫パワーを極度にダウンさせるのがある種の胃薬だ。

通常は医師が処方する（一部市販品もある）ＰＰＩ（プロトンポンプ阻害薬）とH_2ブロッカーと呼ばれるタイプのものだが、ムカムカを抑える効き目は抜群。いち早くすっきりしたいときには重宝な胃薬だ。

ところが、これらの薬は胃酸をまったく出さなくするのだ。それがよく効く理由でもあるのだが、一方では免疫パワーを減殺するから、抗原が入りやすくなるというデメリットもあるわけだ。そう頻繁に使用することは控えるのがいいかもしれない。

さて、胃の強烈な酸の攻撃もしのぎきった抗原を次に迎え撃つのは、腸粘膜のパイエル板と呼ばれる組織だ。パイエル板にはＭ細胞があって、これが免疫の重要な役割をになっている。

M細胞は入ってきた抗原を自分の細胞内にとり込み、それを抗原提示細胞に受け渡す。抗原を受け取った抗原提示細胞は「こんな抗原が入ってきたぞ！」という情報を免疫細胞に伝えるのだ。

その結果、免疫細胞は活性化し、出動態勢をとって、抗原の撃退にあたるのである。抗原提示細胞は樹状細胞と呼ばれるものだが、抗原が何であるかを見分ける高精度のセンサーの役割を果たしている。

◉アレルギーは免疫の過剰反応

体に備わっている防御機構である免疫についてもう少し見ていこう。

抗原を撃退するメカニズムはこんなふうになっている。異物（抗原）が入ってくると、血液のなかにある免疫グロブリンという抗体（たんぱく質の一種）が抗原と結合し、抗原抗体複合体を形成する。この複合体を免疫の実動部隊である白血球やマクロファージなどが認識して、貪食《どんしょく》作用を発揮するのだ。簡単にいえば、抗体と結びついた抗原を食べて

口・胃・腸には免疫の“関所”がある

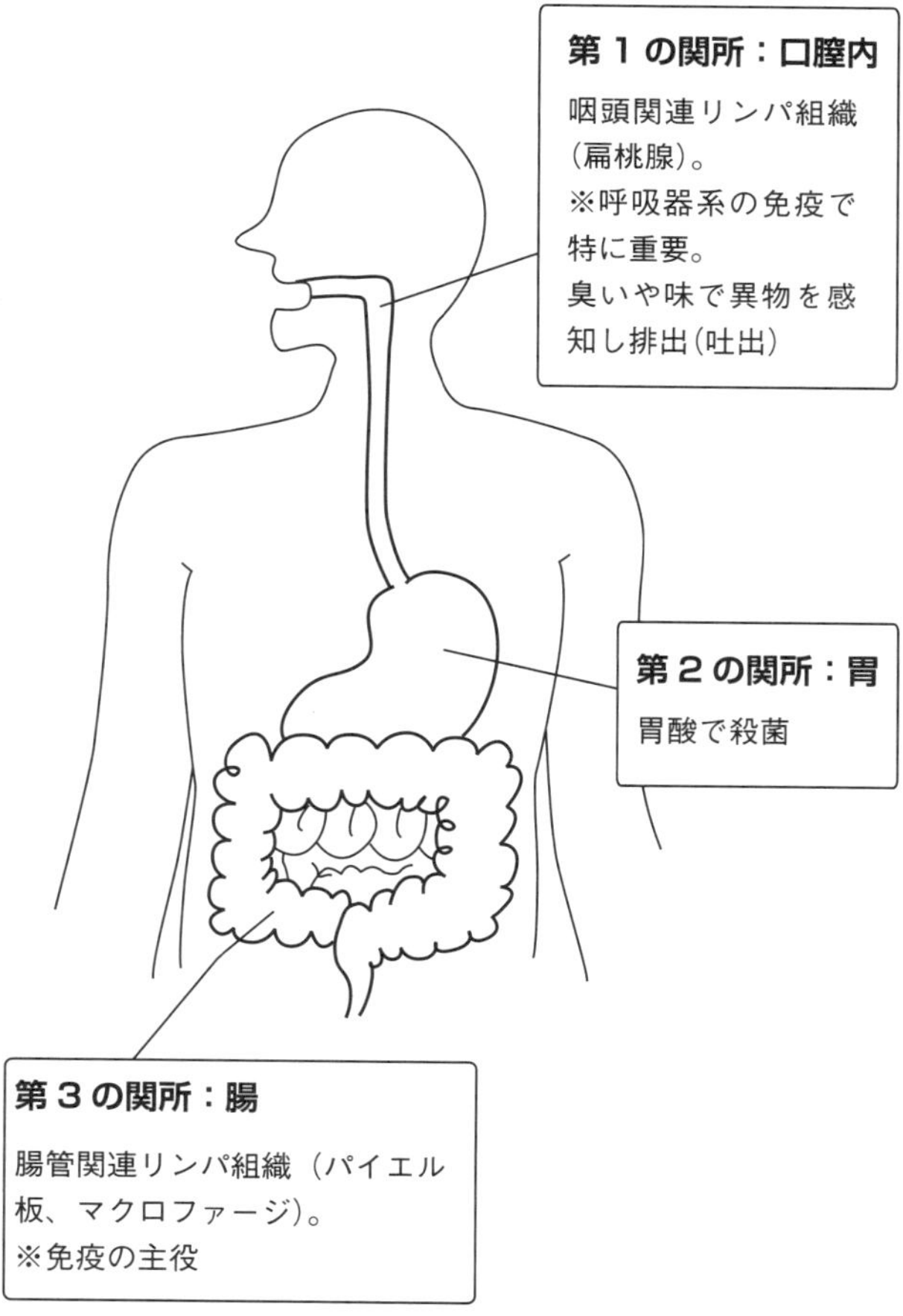
第１の関所：口腔内
咽頭関連リンパ組織(扁桃腺)。
※呼吸器系の免疫で特に重要。
臭いや味で異物を感知し排出(吐出)
第２の関所：胃
胃酸で殺菌
第３の関所：腸
腸管関連リンパ組織（パイエル板、マクロファージ)。
※免疫の主役

しまうわけだ。

細菌やウイルス、カビ、毒物などの抗原に対して、的確に免疫が働いていれば何も問題は起こらない。ところが、抗原によっては免疫が過剰に反応してしまうことがあるのだ。その結果、体にさまざまな症状が出る。これがアレルギーだ。

この免疫の過剰反応は、通常、体にとって異物とは考えられないものについても起こる。たとえば、花粉症やソバアレルギー。花粉もソバ粉も、それ自体に毒性はない、つまり異物ではないわけだが、それを異物と認識し、免疫が過剰に反応してしまうために、花粉症やソバアレルギーの発症となるのである。ハウスダストやペットの毛などが抗原となって起きるアレルギーもある。

アレルギー症状があらわれるのは、皮膚、消化器、呼吸器などに多く、医学的に代表的なアレルギー疾患とされているのは次のようなものだ。
・気管支ぜんそく
・アレルギー性鼻炎（花粉症）
・アレルギー性皮膚炎

・アレルギー性結膜炎
・食物アレルギー
・薬物アレルギー

なお、アトピー性皮膚炎については、一部分はアレルギー疾患とする考え方がある。

食物アレルギーは、特定の食品を食べるとアレルギー症状が出るというものだが、２００３年に財団法人「日本予防医学協会」が発表した、小児のアレルギー性疾患に関するＱＡにはこう書かれている。

「ある特定の食物を摂取することにより免疫学機序（多くの場合ＩｇＥ抗体を介する反応）を介して皮膚・消化器・呼吸器などへ症状があらわれること」

かみ砕いていえば、特定の食品に含まれる何かが抗原となり、それが免疫グロブリンのＩｇＥタイプの抗体と反応して、アレルギー症状が出るということだ。

一応、「多くの場合……」という表現が使われて、他にも抗体があることに含みを持たせているが、現在の日本ではＩｇＥタイプ以外が食物アレルギーに関連していることは、まったくといっていいほど無視されている。つまり、食物アレルギーといえばＩｇＥによる反応と決めてかかっている、というのが現状だ。

しかし、「食物アレルギー＝ＩｇＥ反応」という捉え方は間違いである。実際にはＩｇＧやＩｇＡタイプの免疫グロブリンもアレルギー反応を引き起こす。そのことを理解しないドクター、さらにはその事実さえ知らないドクターがほとんどだということが、食物アレルギーに対応するうえで最大のネックになっている、と私は思っている。

また、通常の保険検診で測定できるのはＩｇＥタイプのアレルギーだけ、というのも理由のひとつだろう。

◉腸のバリア機能が低下する４つの理由

腸には異物に対するバリア機能があることはすでにお話しした。その先兵をつとめるのが腸粘膜で分泌される粘液だということにも触れた。腸の粘液はその時々の状況に応じて分泌量が大きく変わる。成人では一日数ℓから数十ℓ程度の幅で分泌されている。

体に悪さをするものが入ってくると、分泌量が増え、その悪玉をとり込んで便として排出してしまう。これが下痢の状態である。つまり、下痢は細菌やウイルスなどから体を守ろうとする防御反応なのだ。

だから、下痢だからといって薬を飲んで止めようとするのは、せっかく働いている防御反応をストップさせ、細菌やウイルスを腸内にとどめておくことになるというわけだ。ひどい下痢の場合は、脱水症状になったり、体内のミネラルのバランスが狂ったりするから、コントロールしなければいけないが、下痢をしたらとにかく薬で止める、というのは間違っていると考えたほうがいい。

腸粘膜の下には糖衣《とうい》と呼ばれる薄い層がある。この部分もバリア機能を受け持っている。糖衣はたんぱく質の膜で、ここには消化管の粘膜から消化酵素が分泌される。その酵素を使ってここまで届いた食べ物を細かく分解するわけだ。

この分解プロセスは極めて重要な意味を持っている。細かく、さらに細かく分解することで、もとの食材が持っている特性をなくすのである。特性をなくすということは、抗原性を失うということでもある。

たとえば、ソバを食べたとき、分解がすすんでいない状態では、まだソバの特性が残っている。それが糖衣で細かく分解されて小さな分子に変えられることで、特性を失うのだ。

こうなればアレルギー反応は起こらない。

ところが、糖衣の部分での分解が不十分だと、特性が残ってしまい、それが抗原となってアレルギー反応を誘発する。ソバでいえば、ソバの特性が残ったままだから、ソバアレルギーが起こるのである。

ある特定の食品に対して食物アレルギーがあるということは、その食品の特性をなくすところまで分解ができていないということなのだ。細かい分子、つまり、アミノ酸の状態にまで分解されれば、特性、すなわち抗原性はないから、アレルギーが出ることはないのである。

さぁ、糖衣での分解がいかに重要であるかを理解していただけただろうか。しっかり分解するには、粘膜がいい状態にある、ということが条件になる。状態がおかしくなると機能は低下し、分解にも不備が生じる。

粘膜の機能低下とはどういうことか？　網の目を想像してみてほしい。いい状態の粘膜は網の目が細かい。だから、大きな分子のものは通さない。これが機能を十分に果たしている状態だ。

腸粘膜の構造

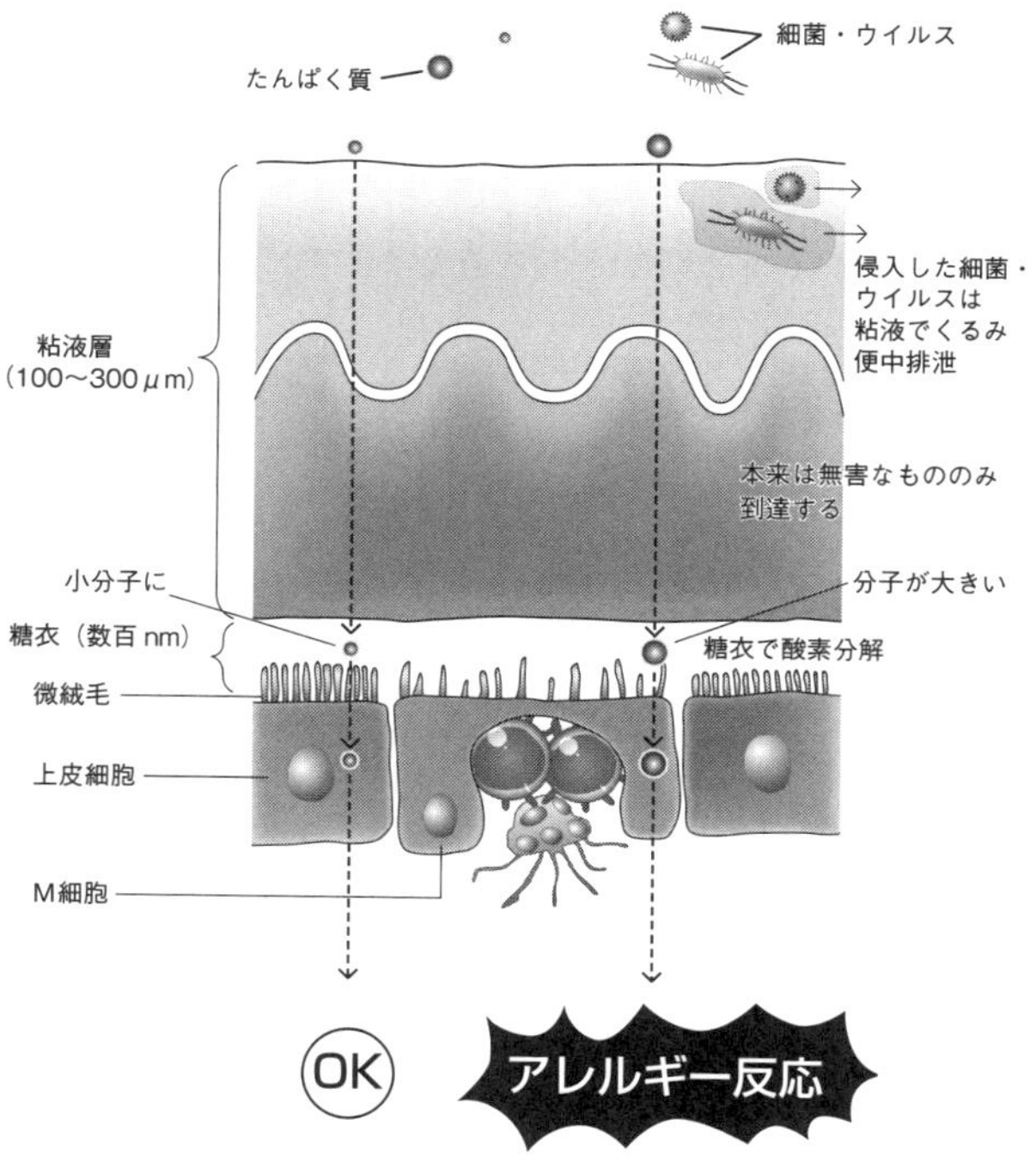

たんぱく質が抗原性のない小分子で血液中に吸収される場合は問題ない。しかし、大きな分子のままで吸収されてしまうと、アレルギー反応を引き起こす。

ところが、機能が低下した粘膜は網の目が粗い状態になっている。つまり、大きな分子のものでも通してしまうのである。これが「リーキーガット症候群（LGS）」、あるいは、「腸管壁浸漏症候群」と呼ばれる腸粘膜の疾患である。

リーキーガット症候群になると、たんぱく質が大きな分子のまま入ってきてしまう。抗原性を持ったままバリアを突破してくるわけだから、食物アレルギーが引き起こされるという結果になるのだ。

もうひとつ、リーキーガット症候群の大きな問題点は、吸収が速くなるということである。網の目が粗ければ吸収が速くなるのは当然だが、これが大きなデメリットをもたらす。後で詳しくお話しするが、「脳アレルギー」に結びつくと考えられる「低血糖症」は、糖質の吸収が速すぎることが原因のひとつにある。体にとっては吸収は遅いほどいいということを知っておいてほしい。

では、リーキーガット症候群につながる腸の機能低下は何が原因で起こるのか？　原因は大きく4つあると考えられる。

①腸粘膜の未成熟

②粘膜の栄養不足
③抗生物質の影響
④カンジダ感染

がそれだ。それぞれについて見ていこう。

①腸粘膜の未成熟――人間は腸が未熟な状態で生まれてくる

私たちは「おぎゃあ」と生まれてから、日々成長、成熟を遂げていく。逆にいえば、生まれたときには未成熟な部分がたくさんあるということだ。中枢神経は、出産時にすでにかなり成熟しているが、消化管、とりわけ腸の粘膜の成熟は遅い。これは腸機能を考えるうえで、知っておかなければいけないことである。

消化に携わっているのは、まず唾液腺だが、これが大人と同じ構造にでき上がるのは2歳になってから。胃も生まれたときは未熟だ。お母さんのおなかにいるあいだの赤ちゃんは胎盤を通じて栄養をもらっている。胃での消化はおこなわれないのだから、未熟であって何の不思議もないのである。

容積も50㎖と小さい。だから、少量ずつ何度にも分けて授乳をする必要がある。一度にたくさん飲ませると、容量オーバーになって吐いてしまう。

また、大人の胃液が強い酸性なのに比べ、赤ちゃんの胃液は酸性度がはるかに低い。乳幼児でpH４程度（大人はpH２〜２・５）。これはお母さんからもらう母乳に含まれるたんぱく質を消化・吸収するのに適した酸性度だといえる。

さて、問題の腸だが、大人と比べるとまだまだ薄く、組織としても弱い。そのうえ、消化酵素を分泌する膵《すい》臓の働きも未熟なため、消化・吸収の機能は極めて心もとない状態といっていい。

乳糖分解ラクターゼという消化酵素はあるから、糖質や乳たんぱく、乳脂肪の消化・吸収はできても、それ以外のたんぱく質や脂肪分の消化・吸収は機能的にとても難しいのである。そこで離乳食の問題が起きる。育児雑誌などでは早くから離乳食を与えるのがいい、といった情報を発信したりしているのだが、腸の機能を考えたら、ちょっと首をかしげざるを得ないのだ。

未熟な腸に消化・吸収できないたんぱく質が入ってくると、それが異物と見なされ、アレルギーのもと、つまり、アレルゲン（抗原）になってしまう可能性がおおいにある。実際、卵や小麦粉などでアレルギーが出るという乳幼児は少なくない。

腸の粘膜が丈夫になって、消化酵素も十分に分泌され、消化・吸収の準備が整う前に、離乳食でいろいろなたんぱく質を与えてしまうことが、その原因のひとつであることは間違いのないところだろう。未成熟なときから負担をかけたら、機能低下が起きるのは必然といってもいい。

腸の健全な成熟ということでいえば、母乳ですくすく育っているうちは、何も離乳食を早める必要はない、と考えるのが望ましいスタンスだ。ただし、お母さんの栄養状態がよく、母乳に必要な栄養素が十分含まれている、ということが条件になる。

お母さんの状態にやや問題があるという程度なら、離乳食ではなく粉ミルクで栄養を補えばいい。どうしても離乳食が必要な場合は、できるだけ消化しやすいたんぱく質をいろいろな種類で与える、ということがポイントになる。

さらに、未消化のたんぱく質がとり込まれることは脳にも影響する。脳には血液脳関門という部分があって、血液で運ばれてくるもののうち脳に害のないものだけを通過させる、という機能を果たしている。

この血液脳関門が整ってくるのが生後6カ月頃からで、12カ月くらいになってようやく完成するのだ。つまり、それ以前の時期には、本来、血液脳関門でシャットアウトされるはずの未消化たんぱく質が、そこを通り抜け脳に入ってしまうわけだ。当然、さまざまな悪影響が考えられる。

「脳アレルギー」がなぜ精神症状をもたらすのか、その原因は100％解明されているわけではないが、未消化のたんぱく質が脳内に入り、何らかの影響を与えていると考えられている。

それが、どのようなメカニズムで精神症状を引き起こすのかは諸説ある。カゼインという乳製品に含まれるたんぱく質や、グルテンという小麦に含まれるたんぱく質は、麻薬様物質であるエンドルフィンと構造が似ている。それが腸のバリアを通過してしまうと、何らかの精神症状を引き起こすのだと考えている研究者もいる。ちなみに、「脳アレルギー」がある人の脳脊髄《せきずい》液を調べると、微量ながらカゼインやグルテンが検出されることがある。このため、未消化のたんぱく質が脳内に入っている可能性もある。

しかし私は、脳内に入った未消化のたんぱく質が直接悪さをするというより、アドレナリンやノルアドレナリンといった心と関係が深い脳内神経伝達物質に何らかの影響を与えているのではないか、と考えている。いずれにせよ、未消化のたんぱく質が悪さをしていることは間違いない。

こうした点から考えても、早すぎる離乳食で未熟な腸にダメージを与え、結果的に機能低下をもたらしてしまう、ということは、ぜひ避けていただきたい。

②粘膜の栄養不足——組織の入れ替わりが早い腸粘膜

栄養不足も腸の機能を低下させる要因のひとつだ。私たちの体のなかでも、腸粘膜はもっとも組織の入れ替わりが早い。脳細胞は40％が1カ月で、残りの60％が1年で入れ替わり、肝臓は90％が1カ月で、残り10％が200日で入れ替わる、とされているが、腸の粘膜はなんと3日ですべてが入れ替わるのである。

なかでも糖衣の下にある微絨毛《びじゅうもう》という、細かい絨毯の毛のような組織は1日で入れ替わるとされる。そのため非常に栄養状態の変化による影響が大きいのだ。

栄養が不足しているために、肌が荒れたり、髪がパサついたり、爪が割れたり……といった経験を持っている人は少なくないはずだが、同じように、栄養不足はダイレクトに腸の粘膜に影響を与え、その機能を低下させるのだ。

粘膜を常によい状態に保つには、しっかり栄養をとるしかない。たんぱく質はもちろん、粘膜の材料となるヘム鉄、ビタミンA、ビタミンD、グルタミンなども、不足しないように心がけることだ。

もちろん、中心になるのは栄養バランスのとれた食事だが、必要に応じてサプリメントも使うといっそう効果が上がる。

③抗生物質の影響——腸内細菌のバランスを崩す

腸内細菌という言葉は、今は誰もが知っている。その数だが、常在菌は300種類以上、約100兆個もが腸内でひしめき合っている。それらは、いわゆる乳酸菌など健康に寄与する善玉菌と、悪さをする悪玉菌とに分けられる。

重要なのはそのバランスが保たれていることだ。そのバランスを決定するのは〝お母さん〟である。

おなかのなかにいるときの赤ちゃんの腸内は無菌状態になっている。いよいよ出産となって、お母さんの産道（膣）を下りてくる赤ちゃんは、そこではじめて産道の細菌を飲み込み、腸内に細菌を棲まわせることになる。その時点で適切なバランスは決まる、といっていい。

腸内細菌はどんどん増え、先の数にまでなるわけだが、お母さんから受け継いだバランスはキープされる。ところが、そのバランスをいっぺんに崩してしまうものがある。それが抗生物質だ。

抗生物質を飲むと、腸内にいる善玉菌も悪玉菌もおかまいなしに根こそぎ減らしてしまう。その後、腸内細菌は増えるのだが、ここでバランスが一気に崩れてしまうのである。バランスがとれた状態なら、入ってきたばい菌は寄せつけない。しかし、バランスが崩れた状態だとばい菌がくっつきやすいのだ。

しばらく前に、大腸菌のO-111がついた生肉を食べて食中毒を起こし、子どもを含む何人かが亡くなるという事件が報じられた。以前にもやはりカイワレダイコンについたと見られる大腸菌O‐157による死亡事故があったが、これらの大腸菌の特徴は、周囲にばい菌が少ないと増える、というところにある。

カイワレにしろ生肉にしろ、無菌状態で扱われているときに、どこかで大腸菌がつき、周囲に菌がいないためそれがどんどん増殖して、食中毒を引き起こすことにつながっていったと思われる。おなかのなかの腸内細菌が減ると、大腸菌をはじめとするばい菌の繁殖を許してしまうことになる。

だからこそ、この腸内細菌のバランスを崩す抗生物質はできる限り控えたい。ところが、医療現場の実態は抗生物質のいわば野放図状態だ。ちょっと風邪を引いて鼻水が出ている程度で、親は子どもを病院に連れて行き、ドクターは安易に抗生物質を出す。

私は抗生物質で治すしかないというとき以外、つとめて出さないようにしているが、すると、親に「なぜ、抗生物質を出してくれないんですか？」といわんばかりの顔をされることが少なくない。抗生物質信仰は根強いのだ。

しかし、ここで説明したように抗生物質が腸に及ぼす影響は、考えている以上に大きいのだ。ましてや、腸が未熟な乳児に対する使用は、慎重なうえにも慎重であっていいのである。

ドクターの側にも、鼻風邪くらいなら、「暖かくしてゆっくり休めば、これくらいの日数で治りますよ」といった対応をしてほしいし、同時にお母さんたちには〝脱・抗生物質〟の姿勢を持つことをすすめたい。

④カンジダ感染――腸に〝カビ〟がつく!?

抗生物質で腸内細菌のバランスが崩れると、腸の粘膜にカンジダがつきやすくなる。カンジダはカビの一種でどこにでもいる常在菌だから、体内に入る可能性は常にあるわけだが、粘膜にくっつくと悪さをしはじめる。

よく知られる女性の膣カンジダは、体調が悪くて薬を飲んだり、免疫が落ちたりしたときなどに感染しやすいのだが、同じように抗生物質を飲んだり、栄養状態が悪かったりすると、腸の粘膜にもカンジダがくっつくことになる。

カンジダが厄介なのは、腸粘膜の網の目を一気に粗くしてしまうからだ。目が粗くなると大きな分子のたんぱく質が入り込み、アレルギーの引き金になるのは、前述した通りである。

腸がカンジダに感染しているかどうかは検査をすればわかる。ただし、通常の保険診療ではこの検査はおこなわれない。ここにも現行の保険診療システムの弊害があるといっていいだろう。

子どもがいつも頑固な便秘に悩まされていたり、ちょっとしたことで便秘と下痢を繰り返したりする、といったケースでは腸カンジダが疑われる。一度、専門の検査を受けてみることをおすすめする。

カンジダの大好物は精製された糖質。体のなかに糖質が入ってくると、それをエサにしてどんどん増殖する。ジュースや甘いソフトドリンクなどをたくさんとるのは、エサを絶え間なく補給しているようなものなのだ。フルーツ類も果糖がエサになってしまうから、できるだけ控えるようにするのがいい。

◉「ゴッドハンドな腸」の働きが狂うメカニズム

ここまで、アレルギーが形成されるいくつかの原因をお伝えしてきた。これらはいずれも本来持っている腸粘膜の機能を破綻させる原因だ。腸粘膜の機能が破綻する結果として、本来つくられないはずの食材への抗体がつくられアレルギーとなってしまうのだが、粘膜の破綻からアレルギー形成までのすべての過程は、腸管免疫という精巧につくられた人体の不思議な働きで成り立っているものなのだ。

繰り返しになるが、腸管は、「内なる外」の代表で、食材を通して異物が一日に何回も何回も通過する大変〝危険〟な場所だ。そのため、免疫に関係する末梢のリンパ球の60〜70％は腸管に存在し、厳重なる異物混入への準備をしているのだ。

体に害を与える異物のほとんどが、体に対して悪さをしない食材と同時に流れてくるので、腸管は「腸管免疫寛容」という働きによって、必要な栄養素や善玉菌などと害がある細菌やウイルスを区別して処理している。

私たちの腸管は、脳から独立して独自に多くを判断し、必要な栄養素をとり込み、不要なものは排除するさまざまな機能を持っていることから、ゴッドハンドといわれている。腸管免疫寛容はまさにゴッドハンドといわれる機能の代表なのだ。

この働きは、体にとって害のない多くの物質に対して免疫を抑制し、抗体をつくらないようにするということが基本だ。この免疫抑制機能は、腸粘膜に存在するリンパ球の一種であるT細胞がインターロイキンというある種のたんぱく質を出すことによって起こる。

つまり、ここでご紹介したさまざまな原因により腸粘膜の機能破綻が起こり、抗原としてとり込まれた食材由来のたんぱく質は、最終的にインターロイキンのバランスが崩れることによって、腸管免疫寛容が十分に機能しなくなり、IgGやIgA抗体が形成され、「脳アレルギー」を引き起こすようになるのだ。

「脳アレルギー」の原因となる、食物に対するIgG、IgA抗体をつくらせないようにするためには、腸管内の細菌バランスを整え、粘膜からの粘液を十分分泌させ、粘膜を丈夫にすることで、大きな分子で侵入してしまうリーキーガット症候群を防ぎ、抑制系のTリンパ球を元気にさせておく……という、何重ものバリアーを一つひとつ整備することが重要になるのだ。

◉野菜・果物・スパイスのアレルギーもある

食物アレルギーといえば、誰もが卵や乳製品、小麦、ソバ、サバなどの青魚、エビ、カニなどの甲殻類……といったものを思い浮かべるはずだ。確かに、それらの食品のたんぱく質がアレルギーのもと、抗原となって反応が出るケースは多い。

しかし、想像したこともない意外なものがアレルギーのもとになっていることも少なくないのである。野菜や果物、スパイスなどがそれだ。

たとえば、海外での症例だが、トマトによる食物アレルギーが報告されている。トマトを食べるといきなり顔つきが変わり、ひどい暴言を吐く子どもの例がビデオで紹介されているのだ。

「えっ、トマトでアレルギー⁉」

そう思うのも当然だが、検査の結果、間違いなくトマトに反応するアレルギーであることが確認されているのである。トマトが心に異変をもたらしているこのケースは、あきらかに「脳アレルギー」といえる。

「野菜＝食物繊維」と思われがちだが、野菜のなかには微量ながらたんぱく質が含まれているものもある。そのたんぱく質がアレルギーのもとになるのだ。これは、果物やスパイスなども同様だ。

また、パンやスパイス類をとると腹痛が出るといったケースもある。内視鏡検査をしてもまったく異常が認められなかったこのケースは、腸のカンジダ感染によって、小麦やスパイスがアレルギーを起こしている、というものだった。

これらはすぐにアレルギー症状が見られるというものだが、多くのケースでは、すぐにははっきりした症状があらわれず、なんとなく体がだるい、頭が痛くなる、何日か経って湿疹が出てくる……といったことになる。そのためアレルギーとは気づかないで、抗原となっている食材を食べ続けることになってしまう。

そのことが発達障害、心の病と〝誤診〟され、やがてそこから本当の発達障害、心の病へと発展させてしまうのはいうまでもない。その意味でも、こうしたケースは食物による「脳アレルギー」と呼ぶのが適切だと考えられる。

◉「脳アレルギー」チェックリスト

食べ物に「脳アレルギー」があるかどうかは、血液検査で調べられる。ただし、一般的におこなわれているアレルギー検査では見つからない。通常検査ではすぐに症状が出るア

脳アレルギー検査項目

乳製品

カゼイン
チェダーチーズ
カッテージチーズ
牛乳
ホエイ（乳清）
ヨーグルト

肉

牛
鶏
卵白
卵黄
羊
豚

魚介類

アワビ
ハマグリ
タラ
カニ
イカ
カキ
バラフエダイ
サケ
スズキ
エビ
マグロ

ナッツ・穀物・野菜

アーモンド
キドニー豆
小豆
大豆
サヤインゲン
ソバ
カシューナッツ

ナッツ・穀物

小麦グルテン
緑豆
オーツ麦
ピーナツ
ピスタチオ
玄米
白米
ライ麦
ゴマ
クルミ
全粒小麦
アスパラガス
タケノコ
モヤシ
ゴーヤ
ブロッコリー
キャベツ
ニンジン
カリフラワー
セロリ
キュウリ
ナス
ニンニク
昆布
西洋ネギ
レタス
マッシュルーム
オリーブ（黒）
タマネギ
ピーマン
サツマイモ
ジャガイモ
カボチャ
トウモロコシ
ホウレンソウ
トマト

果物

リンゴ
アボカド
バナナ
網メロン
チェリー
ココナッツ
赤ブドウ
グレープフルーツ
キウイ
レモン
マンゴー
オレンジ
パパイヤ
モモ
パイナップル
イチゴ
スイカ

スパイス

カレーパウダー
ショウガ
マスタード
黒コショウ
チリ
バニラ

その他

ココア
コーヒー
ハチミツ
サトウキビ
緑茶
製パン用イースト
醸造用イースト

レルギーに関係しているIgE抗体についてのデータしかとれないからだ。

詳しく調べるにはIgG抗体、さらにIgA抗体についてのデータも必要だが、現状これらの血液検査は、血液サンプルをとり、それを米国に送って、結果を返送してもらう、という形をとらなければならない。結果がわかるまで約4週間、費用は1検査（IgE抗体、IgG抗体、IgA抗体それぞれ）について2万5000円程度というのが目安だ。

厳密な診断の際には血液検査が必要だが、そこまでしなくても、「脳アレルギー」が起きているかどうかは、ある程度判断することが可能だ。普段の食生活、食傾向、体の調子、気持ちの状態や変化、特徴的な行動……それらをチェックすることで、アレルギーがあるかどうか、また、そのアレルギーがどんなタイプなのかが見えてくる。

次ページに、日頃の食生活や習慣、体調などを振り返ることで、「脳アレルギー」がないかを知るためのチェックリストを用意した。普段の子どもの様子を思い出して、チェックしてみてほしい。

また、「脳アレルギー」があらわれるのは子どもに限ったことではない。あわせて自分も該当する項目がないか見てみることをおすすめする。

「脳アレルギー」チェックリスト

以下の項目であてはまるものに印をつけてください（何個でも可）。

	項目	チェック
1	小麦、卵、乳製品などの食物アレルギーがある	
2	花粉、ハウスダストなどのアレルギーがある	
3	ぜんそく、アトピー性皮膚炎である	
4	朝食や昼食のメニューがほぼ毎日同じである	
5	好物や習慣で、毎日欠かさずとっている食品がある（牛乳、ヨーグルト、卵、納豆、豆腐など）	
6	野菜、果物のなかで、同じ種類のものをよく食べる	
7	肉、魚介類のなかで、同じ種類のものをよく食べる	
8	偏食である（好き嫌いが激しい）	
9	以前は好きではなかったのに、やたらと食べるようになった食べ物がある	
10	食後に頭痛がしたり、落ち着きがなくなる	
11	抗生物質をよくとる	
12	母乳をあまり飲んでいない	
13	生後12カ月以内に離乳食をはじめた	
14	慢性的に下痢または便秘である	
15	トイレ（大）が臭い、ガスが臭い	
16	米、パンを毎日大量に食べる	
17	甘いお菓子や清涼飲料水をほぼ毎日とる	
18	食後に眠くなったり、集中力が落ちる	

診断結果

ひとつでも該当する項目があれば、そのタイプのページを参照してください(複数タイプに該当した方は、それらのタイプすべてを参照してください)。

1～3に印がついた人

↓

①食物アレルギータイプ
89ページ参照

4～10に印がついた人

↓

②偏食タイプ
92ページ参照

11～15に印がついた人

↓

③腸内環境タイプ
94ページ参照

16～18に印がついた人

↓

④砂糖アレルギータイプ
97ページ参照

◉「脳アレルギー」4つのタイプ

ひとくちに「脳アレルギー」といっても、そのタイプには4つある。

よく知られている即時型アレルギーであるＩｇＥタイプ、遅発性のため気づきにくいＩｇＧタイプ、粘膜にあらわれるＩｇＡタイプ、現代人に多い糖質依存型タイプがそれだ。

以下、詳しく解説していこう。

①食物アレルギータイプ（IgEアレルギー）

私たちが一般にアレルギー疾患と受け止めているのが「ＩｇＥ」タイプのアレルギーだ。これまでも随所で触れてきたが、ここでさらに、アレルギーについて詳しく見ていくことにしよう。

ＩｇＥの「Ｉｇ」とは、イムグロブリンの略で日本語に訳せば免疫グロブリンのこと。つまり、免疫に関係しているグロブリンということになる。グロブリンはたんぱく質の一種で、細菌やウイルスが侵入したときに、すぐさま活動を開始しなければならないため、血液のなかや細胞の液のなかに広く、たくさん存在している。

血液中には多種多様なたんぱく質があるのだが、その多くは基本的に肝臓でつくられる。ところが、この免疫グロブリンはリンパ球の一種であるＢリンパ球でつくられるのだ。Ｂリンパ球が形を変えて形質細胞になり、免疫グロブリンをつくる、というのがその流れである。形を変えるプロセスで栄養が関係してくる。

なお、免疫グロブリンにはＩｇＥだけではなく、ＩｇＡ、ＩｇＤ、ＩｇＧ、ＩｇＭの5種類が存在している。

すでにお話ししたように、体に有害物質（異物）を入れないために働く免疫システムの中心をになっているのが、これらの免疫グロブリンだ。異物、すなわち抗原が侵入してくると、抗体ができるわけだが、その抗体のおもな成分が免疫グロブリン。抗体は抗原と結合して、抗原抗体複合体というものをつくる。

この複合体はさまざまな刺激を喚起し、細菌を殺す白血球を活性化させたり、マクロファージに食べさせたり（貪食作用）する。それらの作業で炎症をつくり出し、細菌やウイルスの感染を防ぐわけだ。

繰り返しになるが、この一連の作業が過剰に起こるのがアレルギーである。

たとえば、花粉症はこういうメカニズムで起こる。花粉が鼻の粘膜につき、それがＩｇＥ抗体と結合して複合体になる。その複合体はマストセル（肥満細胞）を刺激して、ヒスタミンを分泌させる。大量に放出したヒスタミンによって炎症が起こり、鼻水がダラダラと出続けることになる。

ちなみに、ＩｇＥ抗体は日本人によって発見されている。１９６６年に医学博士の石坂公成氏が、ブタクサアレルギーを持っている人の血中から見つけたのだ。花粉症やぜんそく、食物アレルギー、薬物アレルギーなどに関係しているのがＩｇＥ抗体だが、抗原と結びつくとすぐに症状があらわれるため、ＩｇＥを介して起きるアレルギーは「即時型アレルギー」とも呼ばれる。

ＩｇＥタイプのアレルギーはわかりやすいのが特徴。つまり、花粉が大量に飛ぶと鼻水が出たり、目がかゆくなったりするわけだから、「あっ、自分は花粉症だ」となるし、特定の食品を食べると皮膚がかゆくなったり、喉がイガイガしたりするため、たとえば、「サバアレルギーなんだ」というふうに自覚できるのである。

症状を引き起こすのは、前述したように肥満細胞から出てくる大量のヒスタミン。ヒスタミンは血管を拡張させたり、血管のなかから水分を外に出したりする。鼻の粘膜の血管が太くなれば鼻づまりが起こるし、水分が出てくれば鼻水がどんどん出る、という花粉症の症状が起きるわけだ。目がかゆくなったり、涙が出たりするのも、同じようにヒスタミンの仕業である。

ぜんそくの場合なら、気管支が狭くなって呼吸がしづらい、やたらに痰が出る、といったことになる。

②偏食タイプ（IgGアレルギー）

免疫グロブリンの80%を占めるのが「IgG」である。これも血管の内外に広く分布している。IgEの抗原抗体複合体が、直接的に肥満細胞を刺激してヒスタミンを分泌させるのに対して、IgGの抗原抗体複合体は、補体が仲介役となり、その補体を活性化させることで、さまざまな反応を起こさせるのだ。

仲介役が入っている分、反応が遅いのが特徴といえる。そのため、IgGが関係しているアレルギーは「遅発型アレルギー」と呼ばれる。IgGタイプの大きな問題は、まさに反応の遅さにある。食物アレルギーも食べてすぐに症状が出ることはないのだ。数時間経ってから何らかの症状があらわれたり、数日後にあらわれたりするのである。

だから、何が反応を引き起こしているのかがわからない。〝見えない抗原〟が厄介なのは、気づかずにそれを食べ続けてしまうことだ。しかも、大好物で頻繁に食べる、あるいは、たくさん食べるものが、実は抗原になっている、ということが多いのである。ここにＩｇＧタイプのアレルギーの手強さがある。

実際、発達障害の子どもたちには偏食傾向が多く見られる。「○○ばっかり食べる」というケースだが、それが抗原となりアレルギーが起きている可能性は高いのである。また、それまであまり好んで食べなかったのに、なぜか食べたくなった食品が抗原になっていることも少なくない。

そして、毎日欠かさず食べる食品。これも抗原となってＩｇＧ抗体と結びつくことが極めて多いのである。その代表格は乳製品と卵だ。毎日牛乳を飲んでいる、朝食に卵料理は欠かさない、といった子どもは少なくないと思うのだが、ひそかにＩｇＧタイプのアレルギーが起きている可能性はおおいにある、といっていい。

抗原抗体複合体を食べて処理するのはマクロファージだ。つまり、マクロファージが活発に働いている人には、比較的ＩｇＧタイプのアレルギーは起きにくい。しかし、マクロファージの活性が低い人の場合は、複合体が処理しきれずに残ってしまい、それが蓄積されてさまざまな問題が出てくることになる。

また、ＩｇＧ抗体の半減期は20～24日と長く、なかなか消滅してくれない。そのため、もしＩｇＧ抗体に反応する食材が見つかった場合、除去するまでに3カ月程度はその食材を断つ必要がある。

なお、免疫グロブリンのうち、胎内でお母さんから赤ちゃんに伝わるのは、このＩｇＧ抗体だけである。お母さんが持っているＩｇＧ抗体が、胎盤を通して赤ちゃんに移行するため、お母さんがかかりにくい、ＩｇＧ抗体にかかわっている病気には、赤ちゃんもかかりにくいわけだ。

③腸内環境タイプ（ＩｇＡアレルギー）

ここまで説明してきたＩｇＥ、ＩｇＧタイプの抗体は、血液のなかに入ってきた異物に対して働き、攻撃をしかけて体を守る免疫グロブリンだ。一方、血液に侵入する前、つまり、粘膜のところで働く免疫グロブリンもある。

腸粘膜をはじめ、体の粘膜が免疫機能を果たしていることは、皆さん、すでにご存じの通り。異物を最初に迎え撃つ、免疫の最前線が粘膜だったことを思い出してほしい。そこで働いている免疫グロブリンが、「ＩｇＡ」タイプの抗体だ。

ＩｇＡ抗体のおもな働き場所は、粘膜の外側になる。私たちの体には「内なる外」があることは前述した。口から肛門にいたる、いわゆる一本の管、耳のなか、鼻の穴のなか、目の粘膜より外側……などがそれだ。

ＩｇＡの半分は粘膜の表面に存在していて、異物が粘膜に達すると、ただちに出動する（分泌される）。ＩｇＡが十分に出ていて、機能を果たしている場合には、異物は粘膜の内側に入る前に排除される。

鼻の粘膜でいえば通常の鼻水がそうだし、腸粘膜でいったら下痢がその排除にあたる。体の外に出してしまうわけだ。

ところが、ＩｇＡ抗体が十分に働かないと、異物は粘膜を通過して血液中に入ってきてしまう。血液検査をして特定の食材、たとえば、小麦のグルテンにＩｇＡ抗体が認められる、といったときがそれ。血中にＩｇＡ抗体があるということは、本来、入れてはいけないものを排除できず、入れてしまっているわけだから、腸粘膜がかなり弱っていることを知らせるシグナルだ、といってもいい。

また、血中のカンジダに対するＩｇＡ抗体の数値が高いというときは、体のどこかの粘膜にカンジダがくっついていて、それが悪さをしている証拠である。カンジダが腸を痛めつけることについては、前にお話しした通り。

このように、腸粘膜の状態はＩｇＡ抗体を調べることでわかる。たとえば、潰瘍《かいよう》性大腸炎やクローン病、あるいは、セリアック病といった、腸粘膜がボロボロになってしまうような病気の場合、血中のＩｇＡ抗体が上昇する、ということはよく知られている。

粘膜を守っているこのＩｇＡ抗体をたくさん含んでいるのが母乳、とりわけ初乳である。お母さんのおなかのなかでＩｇＧ抗体をもらって生まれてくる赤ちゃんだが、ＩｇＡ抗体は生まれてからでなければつくられない。

生まれた赤ちゃんの粘膜はいろいろなものにさらされる。その粘膜を守るために母乳、とくに初乳にはＩｇＡ抗体が大量に含まれているのだ。だから、生まれたらできるだけ早く初乳をあげる必要がある。

ＩｇＡ抗体がどんどんつくられるようになってくるのは、生後７～８カ月頃からだから、それまでのあいだは、母乳をたっぷりあげてＩｇＡ抗体が不足しないようにすることが大切なのだ。その意味でも、離乳食をはじめるのはなるべく遅いほうがいい、ということになるわけだ。

④砂糖アレルギータイプ（低血糖症＝糖質依存型）

「さっきまで元気に遊んでいると思ったら、急にぐったりしてしまった」
「学校から帰ってくると、いつも機嫌が悪い」
「ゴロゴロしてからでないと、なかなか行動に移れない」

子どもにそんな様子は見られないだろうか？　うなずいている人は、おそらく、原因がわからなくて、どう対応したらいいのか、思い悩んでいるということなのだろう。しかし、これはあきらかに〝ある食傾向〟が関係しているのだ。

精製された穀物や砂糖、それを含むお菓子や飲料を好んでよく食べる、ということはないだろうか。そのことによって脳の状態に変化が起き、これらの行動となってあらわれているのである。一般的にいえば、「低血糖症」という症状だが、砂糖による「脳アレルギー」という言い方もできるだろう。

低血糖症については、自閉症に関する研究報告をおこなっている米国のウェブサイトに、ステファン・エデルソン博士によるこんな一文が載っている。

「変な行動が食事の後に起こったら、それは低血糖が原因かもしれません」

では、その低血糖症とはどんなものなのか、できるだけ簡潔に説明しよう。

血糖値とは、血液のなかに溶け込んでいるブドウ糖の濃度のことだ。ブドウ糖は脳のエネルギー源でもあるため、とても大切なのだが、量が多ければいいというものでない。望ましいのは、常に血糖値が安定した状態に保たれていることだ。

私たちの体では、ブドウ糖の濃度が高くなると、膵臓からインスリンが分泌されて血糖値を下げ、逆に濃度が下がると、さまざまなホルモンを出して血糖値を上げる、という作用が働いている。

通常、血糖値は食事をとった後ゆるやかに上昇し、その後、同じようにゆるやかに下がりはじめて、食後３～４時間で空腹時と同じ程度の数値になる。ところが、①食後の血糖値が急激に上がり、その反動で今度は空腹時の数値よりはるかに下にまで下がったり、②食事をしても血糖値が上がらなかったり、③上昇と下降を激しく繰り返したりするケースがある。これが低血糖症である。

低血糖症の典型的なパターンである①～③についてもう少し詳しく見ていこう。

①は「反応性低血糖症」と呼ばれるもので、食後に急激に上昇した血糖値は、30分ほどでピークに達し、そこから急下降する。おなかが空っぽになる３～４時間後には、空腹時の数値をはるかに下回り、50％程度にまで低下する。

ちなみに、正常な血糖値のカーブは空腹時と次の空腹時の数値はほぼ同じである。

②は「無反応性低血糖症」で、食事後に上がるはずの血糖値の上昇が見られないのが特徴だ。脳のエネルギー源が十分に供給されないわけだから、ぼんやりする、体がだるい……といった症状があらわれる。子どもの場合、朝になっても起きられず、学校に行けない、ということにもなる。

正常な場合

血糖値は負荷前の空腹時血糖の数値とほぼ同じに戻る。

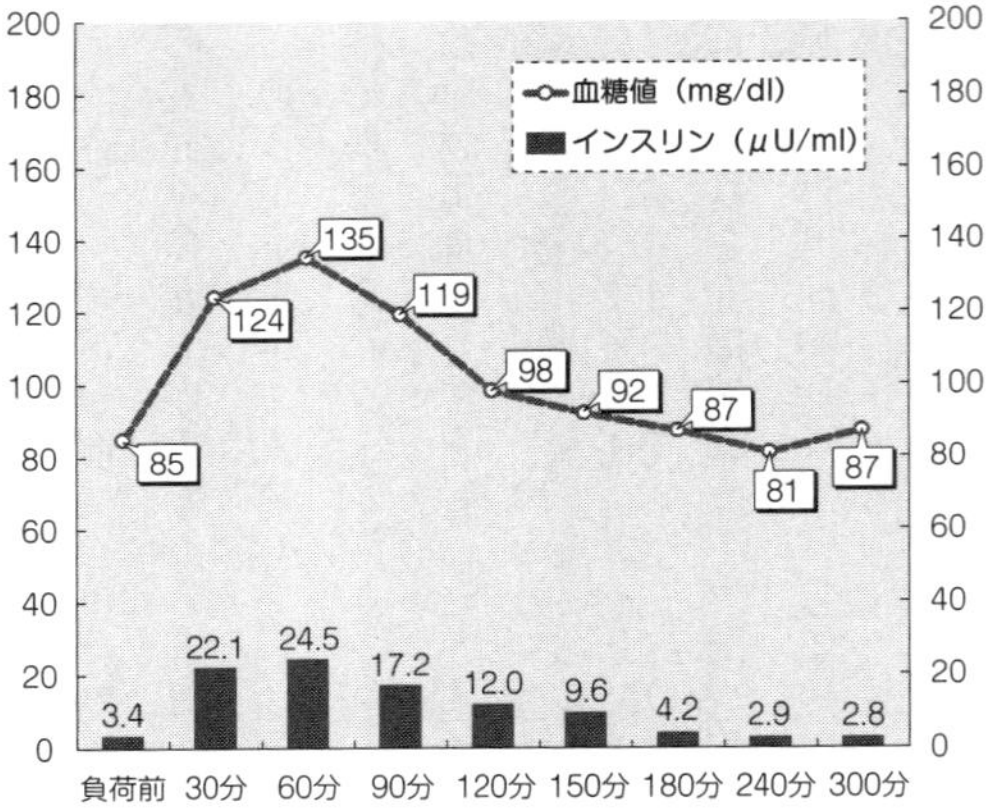

①反応性低血糖症

急激に血糖値が低下し、180分後には負荷前（空腹時）の50%まで低下している。

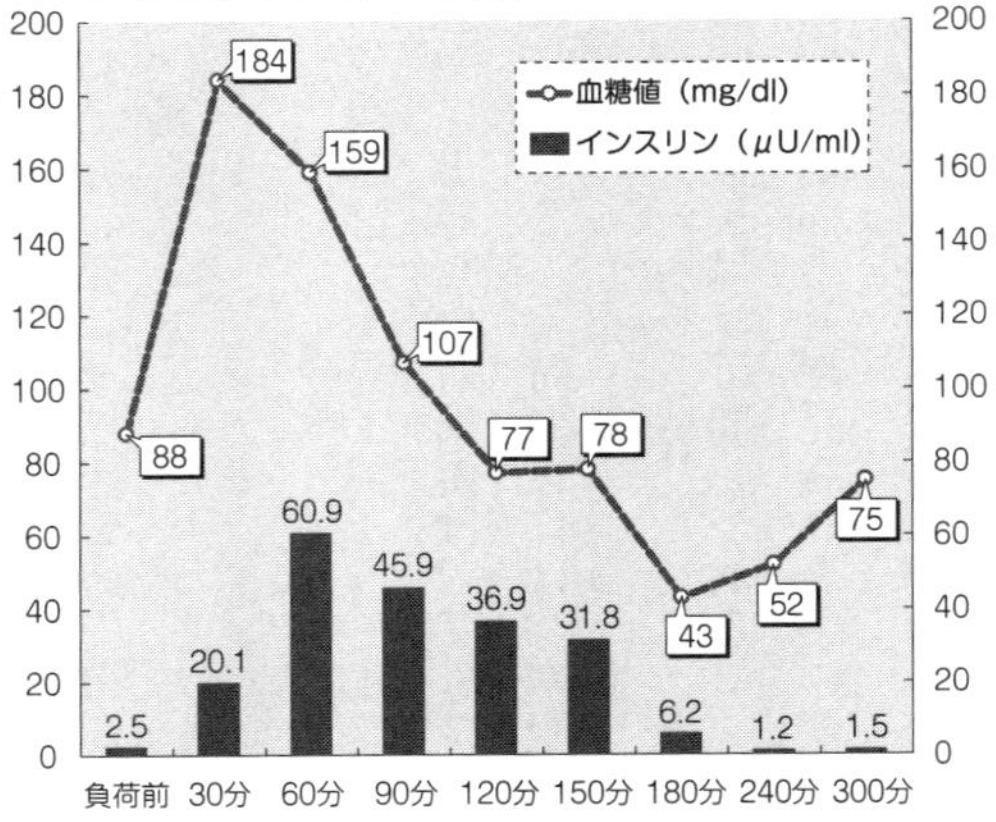

②無反応性低血糖症

負荷後（食後）に血糖値の上昇がないため、
脳や体にエネルギーが十分供給されない。

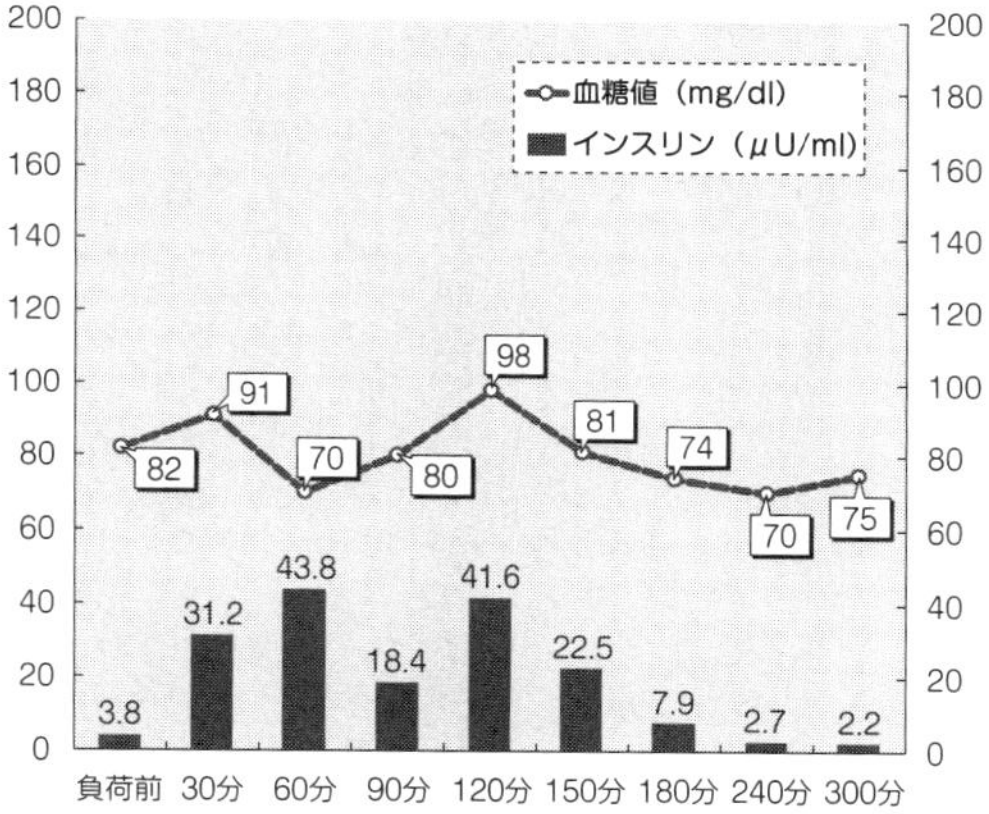

③乱高下型低血糖症

血糖値の乱高下には、多くの自律神経の調整が
関与するため、精神状態も安定しない。

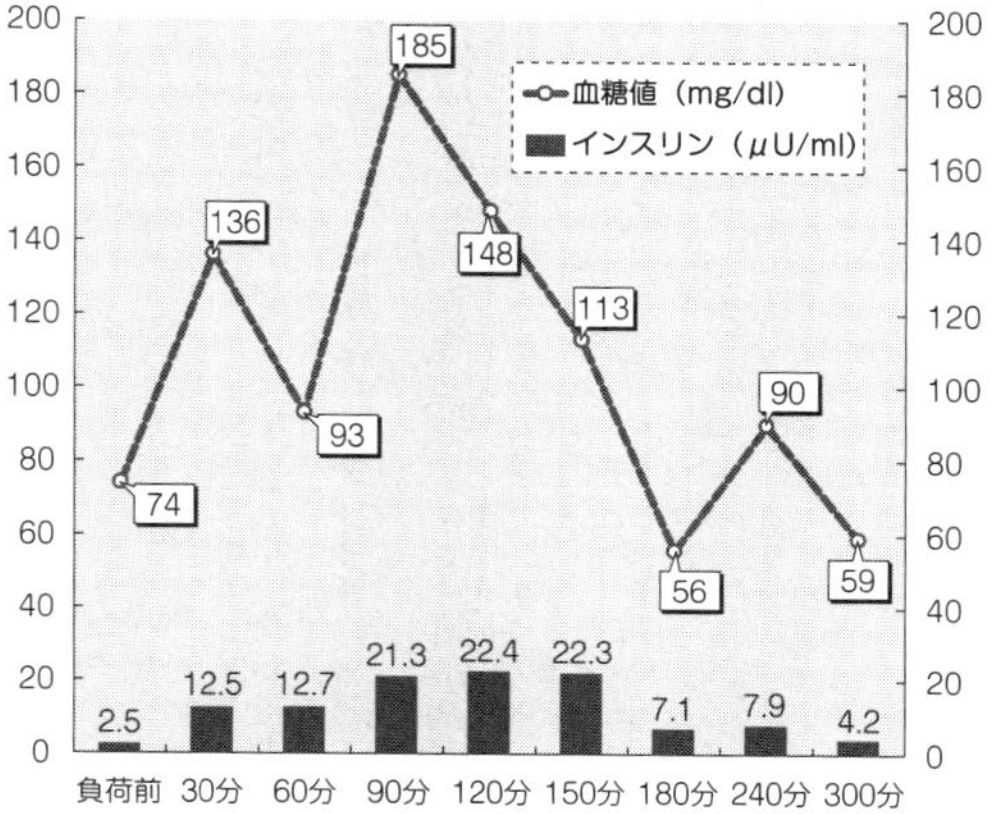

③は「乱高下型低血糖症」。文字通り、血糖値が始終上がったり、下がったりを繰り返すパターンだ。それに対応するように、気持ちもめまぐるしく変化する。にこやかにしていたのに、突如、怒りの表情を見せたり、めそめそしていたと思ったら、うそのように笑顔になったりする、といった具合である。

いずれも血糖値が安定しない、という点で共通しているのだが、これが脳の状態を乱すことになる。血糖値が安定しないということは、脳に送られるブドウ糖も安定供給されない、ということだ。血糖値が下がりすぎれば、当然、脳には必要なだけのブドウ糖が送られなくなり、エネルギー不足となる。

その結果、ぐったりしたり、眠気に襲われたり、体がだるくなったり、あるいは、イライラしたり、不安になったり……ということが起きてくる。それが冒頭に挙げた行動になってあらわれるのである。

また、下がった血糖値を上げようとして、さまざまなホルモンが分泌され、それが自律神経のバランスを崩し、脳の状態にも影響を及ぼす。たとえば、アドレナリンやノルアドレナリンが大量に分泌されれば、やはり、イラ立ちや不安感をもたらすのだ。

糖質や砂糖を好むのが低血糖症の特徴的な食傾向だが、その他にも白米のごはんやパン、インスタント食品やスナック菓子などをたくさん食べる、といったことも傾向として挙げられる。その一方でたんぱく質系の食品が不足していたりする。

食事のときはごはんを何杯もおかわりし、必ず、甘いおやつをほしがり、砂糖がたっぷり入った飲料を飲む……というような食生活を送っている子どもは、低血糖症である可能性が非常に高いといえる。

実は低血糖症は、腸の粘膜とも深くかかわっている。腸粘膜が弱っていると、つまり、粘膜の網の目が粗くなっていると、食べたものの吸収速度が速くなる。吸収が速いとどうなるか？　血糖値が急激に上がり、また、急角度で下降する。この血糖値の乱高下は低血糖症の大きな特徴なのだ。

カンジダ感染が腸粘膜を弱くすることは前に説明したが、この場合も低血糖症になる可能性が高いといえる。しかも、カンジダの大好物が〝甘い物〟。低血糖症で甘い物を食べ続けていたら、カンジダ感染がますます進行する、というまさに悪循環に陥ることにもなるのである。

こう見てくると、腸粘膜が弱まって免疫機能が低下することが、砂糖アレルギー、つまり低血糖症にもつながっていることがわかる。腸粘膜の強化は必須の課題だ。

◉子どもの心のトラブルは栄養が9割!?

発達障害に代表される子どもの心のトラブルは、確実に栄養とかかわっている。日本ではまだまだ研究の端緒にもついていない、というのが実情だが、海外に目を転じれば、状況はかなり違っている。

カナダでおこなわれた国際学会では、発達障害にさまざまな栄養の問題が関係している、という演題の報告がなされた。たとえば、ビタミンB_{12}や鉄、亜鉛などの不足と子どもの心のトラブルの関係を証明する研究発表などがそれだ。

臨床の現場にいる私の実感では、子どもの場合、心のトラブルの9割には栄養が関係している、といっていいと思う。

栄養面からのアプローチによって、確かに子どもは変わる。

「性格だから仕方がない、と思っていたのに、こんなに変わるとは、本当に思ってもいませんでした」

親御さんたちのそんな声がたくさん寄せられているのである。

アレルギーとの関連では『ジャーナル・オブ・ニューロイムノロジー（Journal of Neuroimmunology）』（2009年）に、アスペルガー症避群の子どもにはIgEアレルギーが多いことを報告する論文が掲載された。アスペルガー患者に、ピーナッツの抗原を注射して反応を見る皮膚テストをおこなったところ、IgEアレルギーがあることが認められたというのである。

さらに注目すべきは『ランセット（The Lancet）』という英国の権威ある科学雑誌のインターネット版に、ADHDの子どもと食物アレルギーの関係についての論文が発表されたことだ。これはIgGタイプの食物アレルギーがADHDにかかわっているというもので、抗原になっている食材を除去したところ、半数の子どもたちに著しい改善が認められたことが、信頼に足るデータ（エビデンス）によって示されている。

この論文が意義深いのは、医療界で認められている方法論によって、両者の関係を証明したという点だ。論文ではIgEタイプのアレルギーとの関連にも言及しているが、こちらは関連性は見出せなかった、と結論付けている。

また、米国の著名な精神科医で『脳に効く栄養』の著書もあるマイケル・レッサー博士は、講演のなかで多くの心の病（精神疾患）にアレルギーが関連していることを、繰り返し力説している。

いずれにしても、心のトラブルと食物アレルギーの関係について、信頼できる情報が次々に発信されていることは、高く評価されるべきだろう。とりわけ、典型的な症状というものがなく、気づきにくいＩｇＧアレルギーがトラブルを引き起こしている、ということがあきらかになるのは望ましい限りだ。

余談だが、アレルギーといえば、ホッファー博士も食事をとるとき多くの食材を避けていた。理由を尋ねると、「アレルギーのためだよ」との答え。それでもときに避けている食材を口にされることがあり、その後数時間は体調を崩されて、ベッドに横になっている、ということもあった。

現在、子どもの心の病に対しておこなわれている療法は、残念ながら、栄養という視点をまったく欠いている。しかし、こうした海外の動きは、確実に心の病と栄養が関係していることを物語っているのである。

◉栄養不足は妊娠時からはじまっている

子どもの栄養不足は、生まれてからの食事だけで決まるわけではない。実は栄養不足は子どもがおなかにいるときからはじまっているといったら驚かれるだろうか。

第1章で紹介したAちゃんのお母さんは、妊娠時にあきらかに栄養不足の状態だった。妊娠5カ月頃から体重が増えはじめたお母さんは、当時通院していた産科の先生から、体重制限の厳しい指導を受けたという。妊娠後半の時期は、とにかく体重を増やさないよう、ダイコンのだし汁をすする程度で、本当にひもじい思いをして耐えた。

当然、出産後は体力がなく、髪の毛がごっそり抜け落ち、自分自身も産後うつの診断を受けた。精神的にとてもつらい思いをしながら、必死になってAちゃんを育ててきたのだ。

妊娠中のお母さんの検査データは、お母さん自身のあきらかな栄養障害を物語るものだった。おなかのなかにいる子どもにも栄養不足が起こってもなんら不思議ではない。

たとえば、たんぱく質はすべての体の構成要素のため、不足すれば赤ちゃんの体をつくる原料がなくなり低体重になってしまう。また、酸素を運搬するために必要な鉄は、妊娠前の倍必要となるのだ。

しかし、「私も妊娠中、栄養不足だったかも……」というお母さんも、悲観することはない。

今からでもできることはたくさんある。Aちゃんのケースのように、不足している栄養を補っていけば、「脳と体の栄養不足」は改善可能なのだ。

◉大人だって危ない！

ここまで読まれた方は、

「脳アレルギーは、腸の弱い子どもだけの問題なのか」

と思われるかもしれない。しかし、大人のなかにも、ＩｇＧアレルギーやＩｇＡアレルギーを持っている人は当然いる。

ストレスなどから過敏性腸症候群になる人が増えているが、このような人は腸が弱っていると考えられる。抗生物質をよく飲む人も、腸内環境が悪くなっていると考えてよい。

また、カンジダは子どもだけの病気ではない。大人も注意が必要だ。

もうひとつ、大人ならではの〝原因〟もある。それはアルコールだ。

飲み会の翌日に下痢をした……といった経験はないだろうか？　大量のアルコールは、腸粘膜を荒らす。飲酒の機会が多い人は、腸が弱っている状態といえるだろう。

もちろん、日頃の食生活も「脳アレルギー」と関係してくる。87ページのチェックリストを見てほしい。ヨーグルトや牛乳、卵といった同じたんぱく質を毎日とっている、甘い物が大好き、炭水化物をよくとる……といった傾向はないだろうか。

子どもの場合、食事は親が用意したものや給食など、自分で選べないことが多い。しかし大人は、自分の好みに合わせて食べる物を決められる。その結果、好物を毎日のように食べる、といったことも出てくる。

逆に、忙しいサラリーマンのなかには、いつも同じ定食屋に通ったり、選ぶのが面倒だからといつも同じメニューのものを食べている人もいる。

「脳アレルギー」は子どもだけの問題だと思わずに、自分の食生活に問題がないか、これを機に見直してみてほしい。

私の患者さんのなかには、子どもの「脳アレルギー」改善に親も一緒に取り組んでみたら、親のほうも調子がよくなった……という人もたくさんいる。次章では、詳しい食べ方について解説していこう。

第3章

この食べ方で「脳アレルギー」がよくなる！

成長期の子どものための栄養学

◉「脳アレルギー」のための栄養療法

脳アレルギーを改善するには、

・アレルギーの原因となるものを除去すること

・アレルギーにならない腸をつくること

の2つのアプローチが基本となる。どちらか一方では不十分で、並行しておこなうことが大切だ。

加えて、成長期の子どもの脳と体に必要な栄養をとっていく、というのが、私の治療方針だ。

子どもの脳は12歳までにつくられる、と前に述べた。ならば、もう12歳を過ぎてしまった子どもは打つ手がないのかというと、けっしてそんなことはない。

私たちの細胞は日々生まれ変わっている。その細胞の原料になるのは、すべて私たちが摂取している食べ物、つまりは栄養だ。栄養を変えれば、私たちの体は確実に変わる。もちろん、脳も変わる。

ではこれから、具体的なポイントや、必要な栄養について解説していこう。

◉「大好物」をつくってはいけない

心にトラブルを抱える子どもたちに栄養療法がアプローチするのは、当然だが、まず食事内容の見直しである。栄養素の不足や欠乏は補い、過剰なものは削除していく。アレルギーを起こす食べ物をチェックして、制限する、あるいは改善策を講じるのも、重要なアプローチとなる。

アレルギーに「タイプ」があることは前章でお話ししたが、なかでも「ＩｇＧ」タイプのアレルギーはたんぱく質が原因になることがわかってきている。

「たんぱく質って、肉や魚とか、卵とか、牛乳とか？　じゃあ、食べるものがほとんどなくなってしまう……？」

たんぱく質は人体を構成するもっとも基本的な栄養素だ。成長期である子どもにとってはとくに、身体的にも、脳にも大人以上に必要な栄養素だから、ぜひ毎日とっていただきたい。しかし、そこにはコツがあるのだ。

さて、ここではるか遠い人類の歴史に思いを致してみてほしい。狩猟をして日々の糧を得て生命を維持していた時代の話だ。その時代、われらの祖先は動物性たんぱく質をおもな栄養源として生きていた。それはイノシシでありシカであり、ときに海を泳ぐ魚や海獣だった。木の実や海藻などを少量食べることもあっただろうが、生命を維持していた主役は動物性たんぱく質だ。

その貴重なたんぱく源は、いつも同じ種類のものではなかったはずだ。その日に獲れたものを食べる。次の日別のものが獲れたら、またそれを食べる。狩りに失敗すれば何日も空腹で過ごすこともあったに違いない。私たちは約1万年前まで、こうした狩猟生活を送っていた。

やがてコミュニティーが形成されるようになると、変化が訪れる。集団で生活するようになって農耕がはじまり、炭水化物が主食となっていく。また、家畜を飼い、卵や乳がたんぱく源のリストに加えられるようになっていく。定住生活が新たな食スタイルを形成していったのである。

ここで一足飛びに現代に話を戻そう。私たちは今、狩猟時代とはうって変わった食生活をしている。いつでも、どこでも、どんなときも、狩りなどしなくてもたんぱく源は豊富だ。毎日、同じ種類を食べることにも違和感を覚えることはない。

しかし、人類の歴史が連綿とつないできたヒトの体にデザインされたシステムは、これに違和感がある。だから、アレルギー反応としてそれを示しているのだ、といえるのではないだろうか。

ではどうすればいいか？　答えは簡単だ。たんぱく質をとるときは、毎日同じ食材をとらなければいい、ということになる。たとえば、肉を食べるなら、日によって鶏肉にしたり、豚肉や牛肉に変える。魚を食べるときも同様だ。サンマやサケ、イワシ、アジ……など、〝種類〟を変えることを基本に考えていただきたい。昨日は肉を食べたから、今日は魚を食卓に並べる、というのでもかまわない。

「唐揚げが大好きで、毎日でも食べたいらしいので、つくるときは大量につくってしまい、連日唐揚げがメイン料理になる、ということもあるのだけれど……」

実は、それがいちばん避けなければいけない食べ方ということになる。

子どもは好き嫌いが多いし、嫌いなものは食べない〝偏食〟が強ければ、お母さんとしてはついつい、好物に食事のウエイトを置きがちだ。

ところが、私のこれまでの症例を見ると、好んで食べるもの、毎日食べるもの、やたらと食べたがるものが、「脳アレルギー」を招いていることが多いのだ。だから「好物」には要注意、なのだ。

さらに、アレルギー抗体をつくりやすい食材というのもある。それが卵と乳製品だ。理由は毎日食べているから。日々の食卓を振り返ってみるといい。朝の定番メニューといえば、卵料理と牛乳ではないか？　夕食に気配りをしても、朝食が〝定番〟では、元も子もないのだ。

第1章で牛乳が「脳アレルギー」になっていたAちゃんの例を紹介したが、学校給食には牛乳が、ほとんどといっていいほど出されている。家でも給食でも、毎日牛乳を飲むことが習慣になっているとしたら、これは改めるべきだ、といえる。

おすすめしたいのは、さまざまな種類のたんぱく質を、〝まんべんなく〟ローテーションでとりながら、とくに卵や牛乳はそれぞれ「オフ日」をつくるようにすることだ。卵を食べるのは1日置きにしたり、食べない日は牛乳OKにする。ある1種類のたんぱく質を立て続けにとるのではなく、「休腸日」をもうけて腸を休ませるのだ。

◉「たんぱく質の控えすぎ」も問題

子どもはすべてにおいて未成熟で生まれてくる。腸の機能しかり、もちろん、脳の成熟も成長を待つことになるのだが、脳は12歳くらいまでを成熟期とし、このラインが一応の区切りとされている。つまり、この期間にとり込まれる栄養の「質」と「量」が極めて重要になってくるのである。

脳の主要な構成成分は「脂質」（129ページ）と、先にもお話しした「たんぱく質」（127ページ）だ。この2つの成分の質と量のバランスが、とくに成長期の子どもの脳には大切になってくるのだが、栄養素のとり込みは胎内から、すでにはじまっている。母体の栄養不足が赤ちゃんにも影響してしまうことは、すでに述べた通りだ。

赤ちゃんの脳は、胎内ですでに活発に動き出している。神経細胞はさかんに分裂を繰り返し、まだ小さな脳の容積いっぱいにその数を増やしはじめている。生まれた後はさらに、神経細胞の形成もすすんでいく。神経伝達物質を伝える軸索《じくさく》、樹状突起《じゅじょうとっき》、シナプスが急激に増え、神経細胞同士の情報ネットワークシステムづくりが、次第に整っていく。生まれたばかりの頃はひとつの神経細胞に2500個程度しかなかったシナプスは、2歳の終わり頃までには5～6倍にその数を増やす。

ほとんどの神経細胞は2歳を境に分裂を終了するが、大脳辺縁系（記憶、本能）と小脳（運動系）は6歳まで分裂を繰り返し、ここで神経細胞の数が決定される。もちろん、数の決定が最終段階ではない。どんどん栄養をとり込み、細胞膜の新陳代謝を繰り返し、情報ネットワークを広げる作業は続いていく。

それをおこなっているのが、神経細胞を取り囲むように存在している周辺組織だ。分裂が終息している神経細胞そのものを常に活性化させ、ガードする態勢。それが周辺組織の役割である。周辺組織には、脳に必要な栄養を供給する働きもある。

先に、子どもの脳は12歳で成熟期を迎えるとお話しした。「それ以降はどうなるのか？」と、気になるところかもしれないが、実は脳にはバックアップ体制がある。それが最近注目を集めている脳の「可塑性《かそ》」だ。

脳の神経細胞が何らかの理由でその活動に支障が生じた場合、あるいは活動を停止する（病気や手術）といったケースでも、周辺組織を活性することによって、神経細胞そのものの機能を上げることは可能なのだ。

だから、脳が一度でき上がってしまったら、いくら栄養をとっても意味がないかというと、そんなことはない。脳を構成している脂は日々入れ替わっている。いい脂をとることは、脳の機能を向上させることにつながる。脳にとって脂質が重要な理由はそこにある。

また、19ページの図を思い出していただければわかるように、たんぱく質は脳内神経伝達物質のおおもとの原料となっている。

たんぱく質が「脳アレルギー」の原因になると再三お話ししてきたが、もしたんぱく質不足が起こったらどうなるか？　かえって心のトラブルを招きかねない。たんぱく質のとり方にはコツが必要だが、その量は減らしてはならない。とくに成長期のたんぱく質不足は、子どもの正常な発育を妨げるおもな原因である。

脳に届けなければならない栄養は、きちんと摂取する。アレルギーとなる食べ物を除去するだけでなく、同時にきちんと必要な栄養素を体にとり込むことが大切だ。

◉「第二の脳」腸を整える食べ方が正しい

脳に必要な栄養素をきちんと送り届けるには、体に入ってきた栄養素が最終的に通過する「腸」の働きがとても重要になってくる。実は腸が「第二の脳」と呼ばれているのをご存じだろうか。脳に存在するさまざまな物質は、腸にも存在しているからだ。

腸管には多数のニューロンが存在する。ニューロンとは神経細胞のこと。これが腸管全体を網の目のように包み、その数は脳には及ばないものの、約1億個というものすごい数の神経細胞が腸管の働きをコントロールしているのだ。

神経細胞をコントロールする〝主〟は自律神経の範疇《はんちゅう》に入り、脳とは独立しているため、腸のなかで完結する機能はたくさんある。必要な栄養素は消化・吸収して体内へと送る、過剰になるものや不要なものは選択し、便として排泄する、有害なものは大量の腸液を分泌して下痢を誘発し、体外へと排出するのだ。

言い換えれば、腸は脳から独立して、感じ、考え、選択し、行動することができる〝完結〟器官ということになる。何とも頼もしい限りではないか。

この機能のなかで、「腸液を分泌する」という働きに関与しているのがセロトニンだ。

第1章で脳内神経伝達物質としてセロトニンを挙げたが、実はセロトニンは腸でも分泌されている。腸粘膜にはEC細胞という内分泌細胞が多数存在していて、粘膜が何らかの変形、あるいはダメージを受けたときに、貯蔵していたセトロニンをさかんに分泌。これによって腸管のぜん動運動が促進されて〝腸液〟が放出される。「不要なものは捨ててしまえ！」。そんな指令がここで発動されているのだ。

腸が第二の脳といわれる所以《ゆえん》は、こうした機能に脳内にある神経伝達物質と同じものが大きく関与しているというところにもある。腸で貯蔵しているセロトニン量は脳より大量だというのも興味深い。

腸粘膜にはＥＣ細胞の他、Ｇ細胞、Ｍ細胞、Ｓ細胞といったものがあり、ある科学的刺激によって決まった物質を分泌するようにできている。

こうした腸粘膜の機能が低下すると「脳アレルギー」が起こる。それを防ぐためには、腸の粘膜のバリア機能を強化したり、腸内環境を整えることがポイントになってくる。

◉ヨーグルトを毎日とることの落とし穴

腸内環境を整えるというと、真っ先に思い浮かぶのは「ヨーグルト」ではないだろうか。ヨーグルトには乳酸菌がたっぷり含まれていて、整腸作用には欠かせない。そんな〝常識〟

からか、毎朝必ずといっていいほど、ヨーグルトをとっている人もいるのではないか。

確かに乳酸菌は、腸内に入って善玉菌として働き、腸内環境を改善してくれる。しかし、それを実現するためには、数々の〝関門〟をくぐり抜ける必要がある。

まず、乳酸菌は生きた状態で体内にとり込む必要がある。胃を通過する際には、強い胃酸にも打ち勝って死滅せず、腸へと届けられなければならない。

このハードルを越え、さて、生きた状態で腸内へと送り届けられたらそれで安心かといえば、そうではない。腸の粘膜にしっかりと張り付き、乳酸菌本来の働きができるかどうか。それにはその時点での腸内の環境が影響してくるのだ。腸の粘膜にダメージが大きければ、せっかく生き残った乳酸菌も力及ばず、ということだってある。それほど乳酸菌は繊細なのだ。

乳酸菌をとるなら、これらのハードルを越えていけるしっかりしたもの、プロバイオティクスの乳酸菌をすすめる。「プロバイオティクス」については155ページで少し詳しくお伝えするが、では、日々とっているヨーグルトはどうか、である。

残念ながら、マイナス要素をおおいにはらんだものといわざるを得ない。

まず、ヨーグルトの原材料は何か？　そう、牛乳だ。前にもお話ししたように、同種類のたんぱく質を毎日とることは、アレルギーの原因になる可能性が高い。

マイナス要素はまだある。糖分だ。市販のヨーグルトには、すでに糖分が入っているものがほとんどである。甘いから子どもにも人気なのだろうが、砂糖アレルギーを招く恐れが否めない。甘い乳酸菌飲料も、しかりである。

これらは、糖類と酸という歯にとって大敵となる要素が含まれており、子どもに対しては虫歯予防の観点から見てもおすすめできるものではない。

「無加糖のプレーンタイプのヨーグルトなら大丈夫？」

〝生きた乳酸菌〟という条件が満たされているかどうかは、製品によって異なるという前提で、市販のヨーグルトから選ぶとしたら、やはりこのタイプをおすすめするが、胃酸の影響を受けずに腸まで届くかどうかは疑問が残る。

ちなみに、甘味がほしいときは、キシリトール、エリスリトールといった血糖値を上昇させないものを加えるといいだろう。

◉集中力のある子ほど栄養を消費しやすい

発達障害といわれる子どもには共通するいくつかの特徴的な行動がある。

じっと座っていられない、友達との人間関係がうまく築けない、イライラして周囲に当たり散らす、決まった行動をしないと次へすすめない……など、あらわれる症状も経過にも個人差はあるが、特徴的な症状のひとつに、「驚くほどの集中力を発揮する」ということがある。

紙と鉛筆を与えると、いつまでも一心不乱に描き続ける、動き回っていたかと思ったら電気のスイッチが切れたかのようにバタンと眠りに落ちてしまい起きない……。これは、制御不能になり、フル回転し続けてしまった結果なのだ。

この集中力が学習の面にあらわれると、〝天才〟が生まれる。数学などの分野に極端に優れていたり、物理や化学の分野でも同様のケースが見られる。相対性理論で知られるかのアインシュタインは、3歳まで言葉を話さず、綴りや外国語が不得手だったという。〝天才〟はあるひとつの分野では突出した能力を発揮するものの、他の分野に関してはかえって劣っている傾向があるようだ。

どのような形で〝天才〟が表出するかは個人差があるにしても、ひとつのものごとに集中しているときは、脳の栄養素の消費量が著しいと考えて間違いない。普段の状態が、一般道を走る乗用車だとすると、何かに集中力を発揮している状態は、高速道路を突っ走るスーパーカーのようなものだ。うかうかしていると突然ガス欠になってエンストしてしまうことがないとはいえない。

栄養の供給が消費に追いつかない場合、それを見過ごしてしまうと、さらなる問題行動が起こってくる可能性が高くなる。

実際、こんなケースがあった。

Ｃくんは小さな頃から天才といわれて育った。小学校のときすでに東大合格間違いなし、と周囲からは太鼓判を押されていたほどだ。

そのＣくんに変化があらわれたのは中学２年生の頃からだったという。イライラが強くなり、中学３年生になると学校にも行けなくなった。高校２～３年生の頃はほとんどひきこもり状態だったという。

最初はイライラ感ですんでいた症状は次第にエスカレート。衝動性があらわれるようになり、家庭内暴力を振るうようになっていく。強迫観念が芽生えはじめ、手を洗い続けるなどの行動も出てきた。精神科を受診して薬を飲むが、一向によくならない。自分を責め続け、ストレスを感じていたという。

そんなCくんが私のところへやってきたのは18歳のとき。このときのCくんは、圧倒的なビタミンB群不足を示していた。小さな頃の〝天才脳〟にはまかなえていた栄養素（ビタミンB群）が、成長するにつれて供給が追いつかず、欠乏状態になっていったのである。

栄養療法を受けて2年、Cくんは現在、予備校に通い直してアメリカの大学に通っている。彼のようなケースは、発達障害が見られる子どもにも共通しているが、総じて、脳の栄養消費量が多く、普通の食事をしていたのではまかないきれないのだ。

では、具体的にどうするか？　栄養素の供給量をアップする。まずそれがひとつの方法だ。

同時に、集中していることから距離を置かせ、気分転換を促すことも大切だ。それをコントロールするには親御さんの〝視線〟と〝工夫〟が必要といえるだろう。

腸と脳のための栄養素
1 たんぱく質

さて、ここからは腸にも脳にもいい、「栄養素」のとり方について見ていこう。

たんぱく質はアレルギーの原因になる。これまで何度も繰り返しお話ししてきたが、だからといってたんぱく質を食事から除外することはできない。むしろ、脳も体も急激に成長する子どもには絶対必須の栄養源だ。

成長期は体重１kgにつき、成人の１・５～２倍のたんぱく量が必要となる。十分にカロリーを摂取しないと、成長に必要な〝量〟はエネルギーとして消費されてしまい、行き渡るべきところに届かないということになる。

たんぱく質が脳に存在する比率は高い。脳を構成する栄養素は脂質とたんぱく質がほとんどを占めるが、（乾燥重量で）脂質50％、たんぱく質40％というのがその配分だ。成長期はとくに、この比率に達するようなたんぱく量を確保しなければならない。

現実に、食料事情の違う外国に目を向けると、たんぱく質が不足した生活をしている地域では、子どもたちの知能指数が低いという報告もある。脳にとって欠くべからざる栄養素であるということを示している、といえるだろう。

基本的には、動物性食品からとるのが効率がよく、ベストだといえるが、アレルギーの原因とならないためのたんぱく質のとり方については、この章の前半でご説明した。ここでもう一度ポイントをまとめておこう。

・同じ種類のたんぱく質を連続してとらない（肉、魚の種類を分ける）
・好物をつくらない
・乳製品、卵は毎日とらず、1日おき、2日おきくらいにとる
・たんぱく質を含む食品でも、糖質が多く含まれているものは避ける

この他にも、毎日の食卓をチェックして、たんぱく質摂取の〝連続〟がないかどうかを洗い出してみることも、アレルギーを断ち切る工夫となる。給食の献立プリントとも照らし合わせながら、ローテーションを見つけていくといいだろう。

また、食後2〜3時間ほどして子どもの様子にいつもと違う変化が見られたら、献立をチェックしてみる。こうした日々の気づきが、脳アレルギーの予防・改善につながる。

腸と脳のための栄養素
2　脂質

たんぱく質と並んで脳を構成している栄養素が脂質（乾燥重量で50％）だ。

6歳頃までに神経細胞はほぼでき上がるが、その後も脳はさかんにネットワークづくりに励む。神経細胞はそれを包んでいる膜を入れ替えることによって常に新陳代謝を繰り返し、新しい神経細胞に生まれ変わり、情報伝達能力を高めていくのだ。

ここで重要になってくるのが、脂質の一種である「コレステロール」だ。コレステロールと聞くと、たっぷりとした贅肉《ぜいにく》、を思い浮かべる人は多いかもしれない。不要なもの、なるべくとらないほうがいいもの、というイメージがつきまとうが、とんでもない。脳の神経細胞にとってこれほど重要なものはない、といっていい。

神経細胞がとても複雑な形をしていることはお話しした。この形を維持し、より精度の高い情報交換を可能にしているのがコレステロールなのだ。

神経細胞に「ミエリン鞘《しょう》」という細胞間の情報を瞬時に伝える重要な働きをしている部

位があるが、ここをつくり上げているのもコレステロールである。このミエリン鞘がうまくつくられていないと、当然、情報伝達に支障をきたす。伝達のスピードが遅くなったり、といったことが起これば、何らかの問題が起こっても不思議はない。

神経細胞の膜をつくり替え、情報伝達を円滑におこなう。これがコレステロールの重要な役割となるが、そのコレステロールは、実は神経細胞のなかでつくられているのだ。十分な材料が届けられなければ、当然、コレステロールの不足ということになる。

実は、発達障害の症状が見られる子どもは、コレステロールの不足、つまり「低コレステロール」を示していることが多い。また、アメリカの論文では、学校で問題を起こし、停学処分を受ける児童に低コレステロールが多いことが報告されている。子どもだけではない。うつの症状を訴える大人の多くは、やはり、コレステロール値が低い傾向にある。

では、コレステロールを十分に合成するためには何が重要になってくるのか。ここでも〝血糖の安定〟がそのカギを握っているのである。血糖値が上がったり下がったりを繰り返したり、乱高下が激しいとコレステロールは十分につくれない。血糖値を上げない食べ方については、次項目の「糖質」のページを参考にしてほしい。

コレステロールは脂質やたんぱく質などの代謝で得られるものが材料となる。卵の他に、タラコやイクラといった魚卵、牛・鶏・豚レバーなどに多く含まれている。

ではいい脂質とは何か？　魚の脂にはオメガ3系の脂肪酸が多く含まれているが、この脂肪酸が神経細胞の膜をやわらかくつくり上げ、〝質〟を高めるように働くのだ。EPA（エイコサペンタエン酸）、DHA（ドコサヘキサエン酸）は、おそらく一度は耳にしたことがあるだろう。イワシやサバ、サケ、サンマ、ニシンなどの青身の魚に豊富に含まれ、オメガ3系としての役割を果たす食材だ。

また、シソ油もオメガ3系の油で、調理やドレッシングに使用するといい。ただし熱に弱く、非常に酸化しやすいため、日常的に使用するのはいささか難しいかもしれない。

腸と脳のための栄養素
3　糖質

たんぱく質、脂質、糖質（炭水化物）は三大エネルギーと呼ばれ、体にとって非常に重要だ。それが成長期なら、なおさらである。

しかし私は、糖質とのつきあい方には注意が必要だと考えている。それは、前章で述べた砂糖アレルギー（低血糖症）が関係している。

糖質は体を動かすエネルギー源として働く。体温をつくり出したり、筋肉を動かしたり、当然、脳を活動させるためにも糖質は働いていて、そのおもなエネルギー源は、血液中のブドウ糖だ。

血液中に溶け込んだブドウ糖の濃度を示す値が血糖値だ。食事をした後、血糖値はゆるやかに上昇カーブを描き、ゆるやかに下降し、3～4時間後には空腹時とほぼ同じ値を示してそれ以上は下がらないのが、正常な状態だ。

血糖値は一日のなかで、上がったり下がったりを繰り返している。食事をすれば上がり、空腹時には下がる。その変動は、「何を食べたか」によって大きく変わる。

では、血糖値を上げる食べ物にはどんなものがあるのか。それを知る手がかりとなるものには、GI（グリセミック・インデックス）値とGI値を応用したGL（グリセミック・ロード）値、最近ではカーボカウントがある。

ＧＩ値はブドウ糖を１００とした場合のそれぞれの食材の数値を示したもので、数字が大きければ大きいほど血糖値の上がり方が早くなる。ＧＬ値はＧＩ値を実際の一食分を目安に換算したものなので、より実用的な目安である。糖質を摂取する場合には、ＧＩ値やＧＬ値が低いものを選ぶように心がけるとよい。

一方、カーボカウントという考え方は、欧米の糖尿病における食事指導で用いられている概念だ。食後の血糖の上昇は、摂取カロリーとは関係がなく、食事によって摂取した糖質の総量が左右するというものである。ＧＩ値などのような糖質の種類による違いは考慮せず、合計した糖質（炭水化物）の量に着目するだけなので、より実践的に応用しやすい。

１３５ページの表は、２日間にわたって血糖値の変動を調べたものだ。注目してほしいのは、「カレー、カボチャ、パン」「カレー、目玉焼き、パン」「パン」を食べた後と、「糖質制限ランチ」を食べた後の血糖曲線の変化だ。前者は血糖値の上下が激しい一方で、後者は細かい変動はあるものの比較的安定している。つまり、前者のメニューのほうがカーボカウントが高く、血糖値の乱高下を招くのだ。

面白いのは、カーボカウントの高い食事の後は、睡眠中も血糖値の上下が激しい点だ。

発達障害の診断を下されている子どものなかには、夜中に飛び起きたり、叫んだりといった睡眠のトラブルが出ているケースもあるが、それはこのような血糖値の変動とも関係していると思われる。

脳の安定は当然、心の安定につながる。起きているときはやる気が出てきて、集中力も高まるし、眠っているときは質のいい睡眠がとれる。つまり、血糖値が安定していると、脳も心もいい状態をキープすることができるのだ。

しかし、100～101ページの表のように、血糖値が乱高下を繰り返したり、高すぎたり低すぎたりすると、脳には大きなストレスがかかる。そこでイライラや不安感、集中力の低下といった精神症状が出てくるのが、これまで述べてきた「砂糖アレルギー」というわけだ。

そのため、砂糖を避けることはもちろん、ごはんやパンといった炭水化物（糖質）の摂り方にも注意が必要だ。

大人の場合は糖質をなるべく控える「糖質制限」を指導するのだが、子どもの場合、成長に必要なカロリーをまかなわなければならない。糖質が不足すると、たんぱく質や脂質

48時間の血糖値の変化

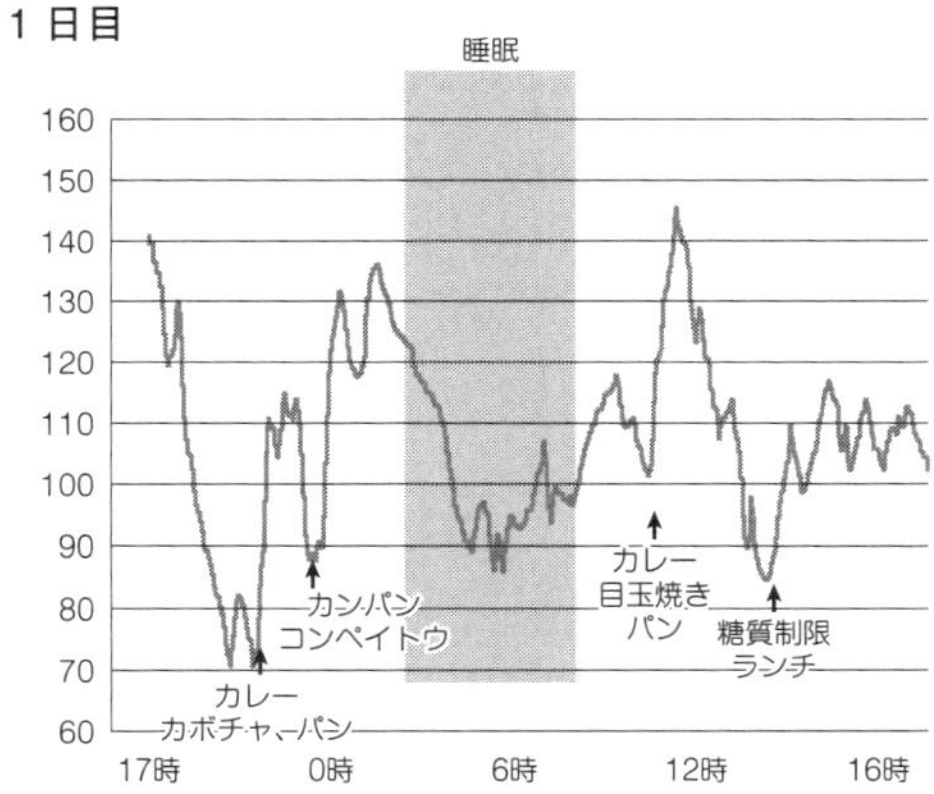

糖質の多い食事をとると血糖値が上がり、その後急激に下がる。

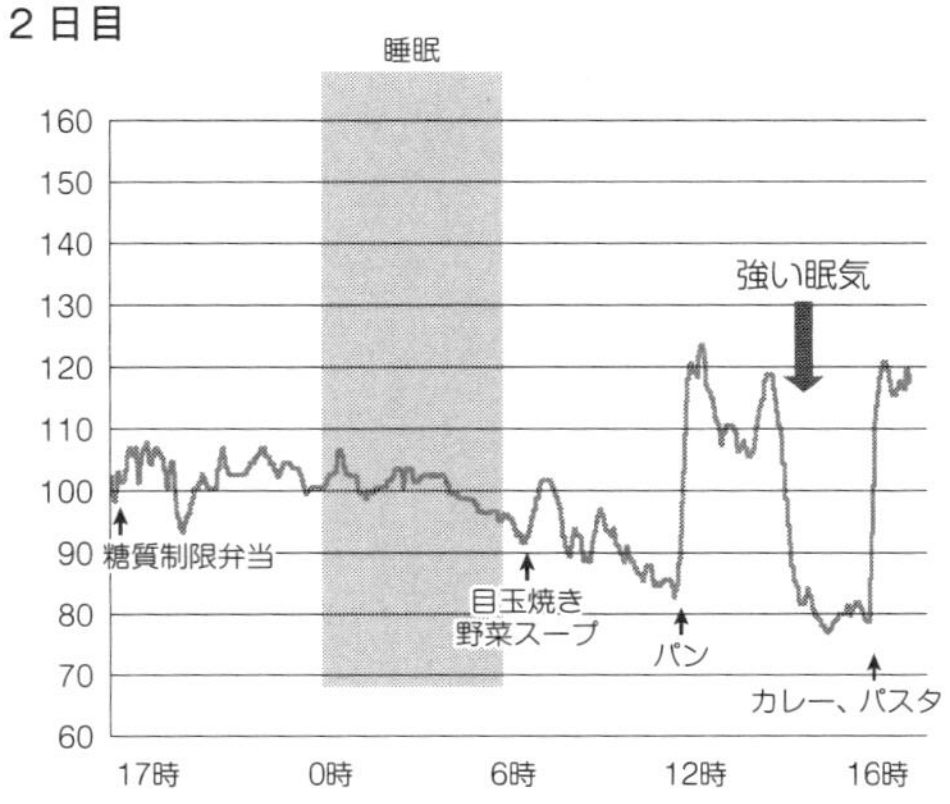

糖質の少ない食事をとると、血糖値の変動はゆるやかになる。血糖値が安定した状態の後眠ると、睡眠中も血糖値が安定しているため熟睡できる。

がエネルギー源として使われてしまうので、ある程度はとる必要がある。しかしその量はたんぱく質より少なめを心がけてほしい。また、糖質をとる際は、

・血糖値を急激に上げる食べ物は避けること(GI値、GL値、カーボカウントを参考に)
・精製された白米、白パンよりも、玄米、全粒粉パンなど未精製のものをとる
・糖質をとる場合は、先にたんぱく質、食物繊維（野菜など）をとること
・白砂糖を含む甘いお菓子、清涼飲料水、果物ジュースはとらない

を意識してほしい。

精製された〝白い物〟がいけないことは、すでにご理解いただけていると思うが、日本の食卓ではそれらが〝主食〟であるという概念が一般的だろう。ごはんたっぷりに味噌汁、おかずは少し……というのはいただけない。穀類も糖質だから、ジャガイモの煮っころがしにカボチャの天ぷらがおかずのメインというのも、改めたい献立といえる。主食として糖質をとるなら、未精製の玄米や全粒粉、ライ麦パンなどに変えていただきたい。

〝食べる順番〟にもポイントがある。それは、肉や魚などのおかず、漬け物、サラダなどから手をつけ、主食であるごはんやパンは最後に食べること。これは、たんぱく質や食物

おもな食品のGI値とGL値

食材	GI 値	GL 値	1食重量（g）	備考
白砂糖	110	110	100	
キャンディ	108	5	5	1 個
黒砂糖	99	71	80	
菓子パン	95	33	70	あんぱん
食パン	91	25	60	6 枚切り 1 枚
チョコレート	91	28	55	1 枚
ジャガイモ	90	22	140	
ハチミツ	88	15	21	大さじ 1
餅	85	43	100	
精白米	84	47	150	
うどん	80	52	250	ゆで
胚芽米	70	38	150	
トウモロコシ	70	13	100	
そうめん	68	44	250	ゆで
スパゲティ	65	37	200	ゆで
そば	59	38	250	ゆで
玄米（五分づき）	58	32	150	
ライ麦パン	58	18	60	
玄米	56	30	150	
サツマイモ	55	33	190	
バナナ	55	12	100	
全粒粉パン	50	13	60	
豆腐	42	1	150	
チーズ	35	0	20	プロセスチーズ 1 切れ
納豆	33	2	50	
卵	30	0	50	
トマト	30	2	150	
アーモンド	30	1	15	10 粒
ピーナッツ	28	0	8	10 粒
牛乳	25	3	210	
プレーンヨーグルト	25	1	100	
キュウリ	23	1	100	
コーヒー	16	0	100	
みりん	15	1	18	大さじ 1
緑茶	10	0	100	煎茶
紅茶	10	0	150	

ＧＩ値 60 以下は食べてＯＫ、61 ～ 70 は要注意、71 以上はなるべく食べないようにする。

ＧＩ値の低いものでもＧＬ値（一食分の目安量をもとに換算）が高いものは注意する。

肉類・魚介類は炭水化物をほとんど含まないため、ＧＬ値もほぼ０。

繊維を先にとると、血糖値の上昇がゆるやかになるためだ。

甘いお菓子、甘い果物、甘い清涼飲料水などは血糖値を一気に上げてしまう。ぐずる子どもに甘いお菓子を与えている光景をよく見かけるが、それは一時的に落ち着くだけで、すぐにまたぐずることになる。また、甘い物は腸管に棲み着いたカンジダを元気にさせてしまうので、避けるに越したことはない。

同じくカンジダを元気にさせるものに果糖がある。つまり、果物もあまりおすすめできないということだ。果汁100％のジュースだからといって安心してはいけない。野菜ジュースやスポーツドリンクも同様だ。子どもに飲ませるなら、水か麦茶をおすすめする。

果物を食べるときは、無糖ヨーグルトであえると糖質の吸収がゆるやかになる。ただし、アレルギーの心配があるので、毎日は厳禁だ。

子どもはどうしても甘い物をほしがる傾向がある。そんな場合は、キシリトールやエリスリトールといった血糖値を上げない甘味を使おう。また、市販のお菓子を買い与える際は、必ず食品表示をチェックするようにしたい。原材料表示は使われている量が多いものから順に記載されている。上位にブドウ糖、砂糖、果糖、液糖などが表示されているもの

食品カーボカウント表

メニュー・素材	目安	分量(g)	糖質量(g)	カーボ
ご飯	茶碗1杯	150	55.7	5.5
おにぎり	1個	120	44.6	4.5
もち	1個	50	25.2	2.5
食パン	6枚切り1枚	60	28.0	3.0
メロンパン	1個	85	59.4	6.0
うどん(ゆで)	1玉	200	43.2	4.5
ソバ(ゆで)	1玉	180	46.8	4.5
そうめん(ゆで)		150	34.5	3.5
スパゲッティ(ゆで)	1食	200	56.8	5.5
ジャガイモ	中1個	90	15.8	1.5
サツマイモ	中1本	180	56.7	5.5
トウモロコシ	1本	100	16.8	1.5
カボチャ	1本切れ	35	7.4	0.5
イチゴ	6個	100	8.3	1.0
ミカン	中1個	100	12.0	1.0
キウイフルーツ	中1個	100	13.5	1.5
バナナ	1本	100	22.5	2.5
ブドウ(巨峰)	10粒	90	14.7	1.5
メロン	1/8玉	100	10.4	1.0
リンゴ	中1個	200	29.2	3.0
砂糖	大さじ1	10	9.9	1.0
みりん	大さじ1	15	6.5	0.5
はちみつ	大さじ1	22	17.5	2.0
ジャム	大さじ1	20	9.7	1.0
普通牛乳	コップ1杯	200ml	9.6	1.0
ヨーグルト(無糖)	1個	100	4.9	0.5
ショートケーキ	1カット	70	32.0	3.0
ベイクドチーズケーキ	1カット	70	16.8	1.5
チョコレートケーキ	1個	70	30.8	3.0
シュークリーム	3個	100	23.4	2.5
プリン	1個	150	22.1	2.0
アイスクリーム		80	12.8	1.5

脳アレルギーがある人は一日あたり合計9～12カーボ、一般の人は12～15カーボが目安。肉・卵・魚などを使ったおかず一食分のたんぱく質は、カーボが少ないためカウントに入れなくて可(表示している分量は種や皮などの廃棄分を除外)。

『糖尿病のあなたへ　かんたんカーボカウント』大阪私立大学大学院医学研究科発達小児医学教室、大阪市立大学医学部付属病院栄養部編（医薬ジャーナル社、2006年）58～67ページより抜粋。図表作成：藤本浩毅氏、坂元和恵氏。

は棚に戻していただきたい。

腸と脳のための栄養素
4 ヘム鉄

私たちの生命活動にとってなくてはならない酸素は、血液によって体のあらゆる部分に届けられている。酸素の運び役は血液中のヘモグロビンで、これはたんぱく質と鉄（ヘム鉄）が結合してできている。そのため、鉄欠乏に陥ると酸素の運搬がうまくいかなくなる。

生まれたばかりの赤ちゃんはお母さんから鉄をもらってくるのだが、出産時のお母さんが鉄欠乏の状態になっていると、影響は赤ちゃんにもあらわれる。乳幼児期の鉄欠乏は精神発達障害の原因になることが知られている。つまり心が安定しないのだ。

ある程度の年齢になった子どもでは、鉄欠乏は、朝なかなか起きられない、落ち着きがない、集中力が続かない、といった形であらわれる。さらに症状がすすめば、いつもイライラして、ちょっとしたことでキレる、授業についていけない、うまく学習に取り組めない、ということにもなるのである。いずれも発達障害で見られる症状だ。

お母さんからもらった鉄は、生後５カ月くらいで使い果たし、その後は母乳や食事からとるわけだが、６カ月から３歳くらいまでのあいだは成長が著しいため、鉄の消費量も多く欠乏状態になりやすい。

鉄が欠乏するということは、脳に送られる酸素の量も減る、ということである。つまり、脳で酸欠状態が起きる。それが脳の発達に影響を与えることはいうまでもないだろう。

私たちの体の臓器は20歳になるくらいまでにゆっくり成長していくのだが、脳の神経系は４歳くらいまでにほぼ90％が完成する。つまり、この時期にはとくに鉄が十分にあり、酸素がたっぷり脳に送られることが大切なのだ。

もちろん、その時期を過ぎてからも鉄の重要性は変わらない。ところが、土壌の衰えや加工精製食品の増加などで、食事から必要な鉄をとることは困難になっている。

加えて、子どもたちには好き嫌いや偏食が多く、それも鉄欠乏の見過ごせない原因にもなっているのである。「意識して鉄をとる」というかまえがなければ、鉄欠乏は解消できない、というのが現状だろう。

鉄の多い食品としては豚・鶏レバー、牛赤身肉、マグロ、カツオ、ホウレンソウ、小松菜などの緑黄色野菜、海藻類がある。ただし、知っておいてほしいのは、鉄にはヘム鉄と非ヘム鉄がある、ということだ。

ヘム鉄は動物性食品に含まれるもの、非ヘム鉄は植物性食品に含まれるものだが、この両者には大きな違いがある。吸収率である。ヘム鉄の吸収率が15～25％であるのに対して、非ヘム鉄は2～5％以下でしかない。つまり、野菜や海藻を精いっぱい食べたところで、鉄の補給にはそれほど効果は期待できない、ということになる。レバーや赤身の肉、赤身の魚を食べたほうが、ずっと効率よく鉄補給ができるのである。

腸と脳のための栄養素

5　ビタミンB群

ビタミンB群とは、ビタミンB_1、B_2、B_3（ナイアシン）、B_5（パントテン酸）、B_6、B_{12}、葉酸、ビオチンの総称。私たちが生きるために必要なエネルギーをつくり出すのに欠くことができないのが、このビタミンB群だ。

体内でそれこそフル稼働しているだけに、消費量も多く、不足しがちになるから、注意が必要だ。不足する原因を挙げてみよう。

まず、食品自体の問題がある。食品の多くは精製、加工、保存される。そのプロセスでビタミンB群の含有量が減ってしまうのだ。私たちは最初からビタミンB群の少ない食品を口にしていることになる。

その一方では、消費量の増加がある。暑い時期になると、子どもたちは甘い清涼飲料水やアイスなどをとる機会が増える。それがビタミンB群の消費量をアップさせるのだ。缶コーヒー系のカフェインも消費量を増加させる。さらに、ストレスも消費量を増やす大きな要因だ。

薬による影響も見逃せない。抗精神薬や制酸剤、ステロイド系の薬などを使うと、B群の吸収が大きく阻害される。吸収が悪ければ不足するのは必然である。

抗生物質の長期間にわたる服用も問題だ。すでに知っての通り、抗生物質は腸内細菌のバランスを崩す元凶。B群は腸内細菌によって合成されるものがあるため、その崩れは生産量を激減させるのである。

また、医療機関でおこなわれるブドウ糖の点滴によっても消費量は増加する。元気を出す目的でおこなわれた点滴で、かえってB群がどんどん使われるのだ。

こうした不足要因を見てみると、薬による影響は置いておいても、普通の日常生活を送っているだけで、ビタミンB群の不足が起きてしまいかねない、といえないだろうか。ビタミンB群不足は子どもたちにとって、けっして〝特殊事情〟などではないのだ。

では、ビタミンB群が不足すると、どんなことが起こるのだろうか。

ビタミンB_1は脳の発達や神経機能と深くかかわっている。子どもの集中力や記憶力を高め、ものごとに対する興味を持たせるのに欠かせない栄養素だ。これが不足すると、学習意欲の向上に支障をきたすことにもなる。

B_2も成長ホルモンの合成に関連しているため、不足によって知能障害や成長障害が起こる可能性は無視できない。

ブドウ糖を脳のエネルギーに変えるために働いているのが、ビタミンB群の代表選手ナイアシン。ナイアシンは多くの神経伝達物質の合成にかかわるため、不足することによってうつ傾向や不眠症、食欲不振などをもたらす。

ビタミンB_6はたんぱく質や脂質の代謝にかかわっているし、ドーパミン、ノルアドレナリン、セロトニンなどの脳内神経伝達物質をつくるうえで不可欠の栄養素だ。また、ビタミンB_6は脳内のブレーキ役を受け持つ。GABAの合成に必須の栄養素であるため、不足すれば当然、さまざまな心のトラブルが起きてくる。イライラや不安、睡眠障害などもB_6の不足が引き起こしていることが少なくない。

また、ビタミンB群には免疫機能を維持させるために働いているものも多い。体がだるい、疲れやすい、疲れがとれない。風邪がなかなか治らない……といったことの背景にはB群不足がある、といっていいだろう。

ビタミンB群は単一ではなく、お互いに作用し合いながら働いている。そのため、まんべんなく複合的にとるようにするのがいい。

B群を多く含む食品には豚肉、ウナギ、豚・牛レバー、タラコ、マグロ、サバ、カツオ、サンマ、鶏ササミ、玄米、サツマイモ、バナナ、落花生などがある。十分にとるためには動物性たんぱく質食品を素材にしたメニューが欠かせない。〝肉や魚を食べる〟食生活が必須の条件だといっていい。

腸と脳のための栄養素
6 ビタミンA

腸粘膜がバリア機能を果たすうえで、極めて重要な栄養素がビタミンAだ。異物が侵入を試みると、粘膜はIgA抗体を放出し、それで異物を包み込んで、体外に排出してくれる。

このネバネバしたIgA抗体の原料が、実はグルタミンとビタミンAなのだ。だから、ビタミンAが不足すると、IgA抗体が十分につくられず、異物（抗原）をなかに入れてしまって、アレルギーの引き金を引くことにもなる。

腸粘膜だけではない。鼻の粘膜や気道の粘膜も体の「内なる外」だが、ここでもIgA抗体が異物の排出作業にあたっている。粘液状のIgA抗体で異物を包み、粘膜表面の繊毛を1秒間に40～60回も動かして、外に掻き出してしまうわけだ。その繊毛運動を維持するために必要な栄養素がビタミンA、そして先ほど挙げたヘム鉄である。
花粉症やぜんそくといったアレルギー疾患になるのは、IgA抗体の働きが不十分なため、つまりは、ビタミンAが不足していることが、間違いなく原因のひとつとなっているのである。

さらに、腸粘膜にあるパイエル板の樹状細胞は、ビタミンAの刺激によって、免疫に関係するT細胞やB細胞と呼ばれるリンパ球を活性化する。免疫力を高めることも、ビタミンAがになっている役割。粘膜強化には絶対に欠かせない栄養素なのである。

ビタミンAは、かつては夜ものが見えなくなる夜盲症との関連で捉えられ、その不足が夜盲症をもたらす、とされていた。しかし、夜盲症にならないために必要なビタミンAの量では、粘膜を丈夫にすることはできない。もっとずっとたくさんとらなければ、粘膜強化には結びつかないのだ。

「ビタミンAは、あんまりたくさんとると、過剰症になるって聞いたけれど……」

確かに、ビタミンAは脂溶性だから、たくさん摂取すると体内に蓄積されて悪影響を及ぼす、といわれている。しかし、最近はその〝説〟は否定されつつある。肝臓にステレイトセルと呼ばれる細胞があって、それがビタミンAを管理する貯蔵庫になっていることがあきらかになっている。必要に応じて、その貯蔵庫からビタミンAが供給されて使われる、というシステムが体には備わっているのである。

ビタミンAは体のなかに入ると、レチノール、レチナール、レチノイン酸といった物質に形を変える。ちなみに、夜盲症防止、すなわち目に作用するのはレチナール、レチノイン酸には細胞の増殖、分化をコントロールする働きがあり、ガン細胞をやっつけることがわかっている。

また、子どもの身長が伸びないといった場合、細胞分化の異常が考えられ、ビタミンA不足が関連しているようだ。

ビタミンAを多く含む食品には、鶏や豚のレバー、ウナギ、銀ダラなどがある。ニンジン、カボチャ、ニラなどの緑黄色野菜のβカロテンは、プロビタミンAとも呼ばれ、体内でビタミンAに変わるため、それらをとるのもいいだろう。

レバーとニラを使った炒め物、ニンジンやカボチャを使った煮物など、食事メニューからビタミンAの摂取につとめるのが基本だが、魚油からレチノールを抽出したサプリメント（タラの肝油など）を利用するのもひとつの方法だ。

腸と脳のための栄養素
7 ビタミンD

ビタミンDについては、これまでおもに骨との関係が指摘されていた。摂取することによって、血中のカルシウム濃度が高まる、というのがそれだ。しかし、最近ではビタミンDの働きは、もっと多岐にわたることがあきらかにされている。

糖尿病や動脈硬化、ガンなどの生活習慣病の改善もそうだが、ここで特筆したいのは、ビタミンDは、免疫に関係するBリンパ球を活性化して免疫力を向上させ、うつや自閉症など心の病や花粉症などのアレルギー改善にも有効に働くということである。

ビタミンDの原料は皮膚にあるコレステロール。それが太陽の紫外線を浴びることによってビタミンD_3に変わる。問題なのは、日本人は一般的にビタミンDが不足しているということだ。

その理由として、次の3つのことが考えられる。
①欧米に比べて、ビタミンD強化食品が少ない
②安全許容上限が50μg（マイクログラム＝100万分の1グラム）と低い。欧米は
250μgである
③紫外線にあたる時間の減少
近頃は女性はもちろん、子どもたちまでも、紫外線になるべくあたらないようにする傾向にある。当然、紫外線の弊害を考えてのことだが、一方で慢性的なビタミンDの不足を招いていることにも、少しは目を向けるべきだろう。

私は心のトラブルという観点からも、ビタミンDに注目している。クリニックでも数値を測っているのだが、心のトラブルを抱える初診患者全員がビタミンD濃度が低いというデータが出ている。

これまでビタミンDについては、「くる病にならない程度にとっておけば大丈夫」と考えられていた。しかし、その程度の量ではまったく足りない、もっと大量にとらないと免疫の機能を正常に保つことができない、ということがわかってきたのである。

「だからって、紫外線にどんどんあたるわけにもいかないし……何を食べればいいの？」

もちろん、ビタミンDは食品からもとることはできる。しかし、食品に含まれているビタミンDは極めて少ない、というのが実情だ。ヒトにおいて重要な働きをするビタミンD_3は、肉類はとくに少なく、多く含む魚、たとえば焼き紅ザケ100gでも1536IU（38・4μg）程度である。

現実には食事で十分なビタミンDをとることは難しい。やはり、サプリメントなどで補っていくことが必要だろう。私のクリニックでも、発達障害やアレルギーの子どもに不可欠な栄養素として、サプリメントでビタミンDを十分にとってもらっている。

腸と脳のための栄養素
8　ラクトフェリン

「ラクト」は乳、「フェリン」は鉄。名称からもわかるように、ラクトフェリンは「鉄を結合した乳たんぱく」のこと。かつては「赤色たんぱく」と呼ばれていた。

「鉄」と結びつく力は強く、私たちの体の血液中で鉄を運んでいるトランスフェリンというたんぱくより200倍も鉄とくっつきやすい性質を持っている。その特性から、体内に存在する鉄イオンの有害性をあっという間に消去してしまうことができるのが、ラクトフェリンというたんぱくが有している特徴だ。

ラクトフェリンがもっとも多く含まれているのは母乳だ。とくに初乳に高濃度に含まれているところから、母から子へ伝える〝免疫〟機能として渡されていることがわかる。ウイルスや細菌感染から赤ちゃんをガードするのがその働きだ。

しかし、初乳に含まれる他の成分の多くは、お母さんから受け継いだ免疫機能の効力を半年ほどで失ってしまう。それはラクトフェリンも例外ではない。

食事からの摂取にラクトフェリンで効果を引き継ぐことは、ほぼ不可能といっていい。牛などのほ乳類の乳にも含まれているが、量は非常に少なく、熱処理をして牛乳やチーズ、ヨーグルトに加工してしまうと、その効力はほとんど失われてしまう。だから、ラクトフェリンはサプリメントでとるのがベストだ。

ラクトフェリンを体内にとり入れる際にはひとつポイントがある。それは〝食間〟にとるということだ。口から入ったものはたいてい胃酸で分解される。ペプシンというたんぱく質分解酵素がそれをやってしまうのだが、その攻撃を受けてしまっては、ラクトフェリンはその役どころを発揮しないままに終わってしまう。だから、ペプシンの分泌が少ない食事と食事のあいだや寝る前などのとり込みが、基本的な摂取の方法となる。

こうしてようやく小腸へと届いたラクトフェリンは、ここでまず、免疫機能を発揮する場に行き着く。ラクトフェリンを受け取るのは、腸粘膜の上皮にあるM細胞だ。この細胞にはラクトフェリンを受け取る態勢（受容体）がすでに整っていて、届いたラクトフェリンはパイエル板に送られ、そこにある樹状細胞を成熟させて、免疫としての機能を充実させていくのだ。

ラクトフェリンの作用はそれだけではない。腸内に棲む「菌」に対して抗菌作用を発揮し、腸粘膜を強くする働きを持っている。

ラクトフェリンは小腸から次なる活躍のステージである大腸まで届くと、腸内フローラ（次項参照）を正常化するように働く。善玉菌を増やし、悪玉菌を減らすのだが、ここで「フエリン＝鉄」が活躍する。

腸内フローラのなかで悪玉菌が増えるときは、かなりの量の鉄を必要とする。「その鉄をよこせ！」「やるもんか！」といった攻防がラクトフェリンとのあいだで繰り返されるのだが、ラクトフェリンは一歩も譲らず、逆に「そっちの鉄をよこせ！」と、悪玉菌から鉄を奪い取る。そうすると、必然的に善玉菌が増えていくことになる。これが、ラクトフェリンが持つ抗菌作用のなせるワザ、なのだ。抗生物質が耐性菌をつくってしまうのとは対照的に、悪い菌だけにピンポイントに働きかけるところが特徴的だ。

さらに、腸粘膜に棲み着いてしまっているカンジダ菌が増殖するときに起こる炎症を抑える作用も持つ。また、お母さんから受け継いだビフィズス菌を増殖させる作用もあるなど、「脳アレルギー」で弱った腸粘膜にとっては、優れた効果を発揮する。

最近、ラクトフェリンはちょっとしたブームを呼んでいる。テレビCMなどで聞いたことがある人もいるかもしれない。しかし選び方にはポイントがある。

多くのラクトフェリンは胃酸に負けずに腸まで到達するために、腸溶性をうたっている。しかし、腸溶性の加工をする過程でラクトフェリンの多くはその効果を失ってしまうことが多い。無加工のものを選んだほうが、高い効果が期待できるだろう。

腸と脳のための栄養素
9　プロバイオティクス

腸には膨大な数（100兆個ともいわれる）の腸内細菌がいる。それらが一般的に体によい働きをする善玉菌、有害物質などを発生させて悪さをする悪玉菌に区別されることは知っての通り。

もっと正確にいえば、普段は善玉、悪玉のどちらでもなく、体調が悪くなったりすると、悪玉菌として働く日和見《ひよりみ》菌（中立菌）もいる。大腸菌がその日和見菌にあたる。

腸内細菌は同じ種類のものごとにまとまって分布しており、ちょうど、さまざまな花で敷きつめられた花畑のように腸壁を覆っている。そこで、その状態は「腸内フローラ」あるいは「腸内細菌叢《そう》」と呼ばれる。

腸内細菌でもっとも重要なことは、バランスが整っていること。バリア機能を左右しているのが、まさにバランスなのである。また、バランスが整っていたら、体にとって無害なものに対して免疫は働かないことはすでに述べた。これは腸管免疫寛容と呼ばれる機能だが、わざと免疫の働きを鈍感にして、免疫が過剰に働くことで起きるアレルギーなどの発症を防いでいるわけだ。

ちなみに、腸内細菌と脳の関係については、２０１１年3月に「腸内細菌と不安」というタイトルの論文が発表されている。腸内細菌のバランスが、心の病（精神疾患）と関連していることを示唆するものだ。

腸内細菌のバランスはいろいろな要因で崩れる。抗生物質を飲めばバランスは大きく崩れるし、ストレスを感じることもバランスを崩す。

そのバランスを正す作用をする善玉菌、それがプロバイオティクスだ。代表格は、ビフィズス菌や有胞子性乳酸菌。一般に乳酸菌は酸に弱く、強い酸性である胃酸にさらされると死滅しやすいのだが、有胞子性乳酸菌は殻をまとって胃酸をしのぎ、腸管に達してから発芽し、増殖するため、その効果は大きいといえる。

プロバイオティクスを飲むと、10分くらいでパイエル板などの腸粘膜に変化が起きてくる。ただし、2~3日でいなくなってしまうため、飲み続けることが必要だ。一度飲んだらずっと粘膜に定着し続けてくれるわけではないのだ。

前述したように、腸内バランスはお母さんから生まれたときに決定される。後から善玉菌を飲んでも、バランス自体が根本的に変わるということはない。摂取しているあいだは、バランスを整え、バリア機能を強化し、ひいてはアレルギーを改善することにもつながっていくのが、プロバイオティクスの特徴といっていいだろう。

プロバイオティクスのひとつである乳酸菌は、ヨーグルト、納豆などに含まれている。食事のなかで意識してそれらの食品をとることは、腸内細菌のバランス調整に有効である。

それと同時に、本来持っている善玉菌を増やすことも大切だ。善玉菌のエサになり、増殖させるのがプレバイオティクス。食物繊維やオリゴ糖などがそれである。干し柿、グリーンピース、大豆、インゲン、おから、ヒジキ、昆布、ゴボウ……といった食物繊維が豊富な食品をメニューに加えるのもいいだろう。

納豆には食物繊維もかなり含まれているから、善玉菌を増やすためには一石二鳥の食品。ヨーグルトにオリゴ糖をかけて、おやつやデザートにするのもいい。

腸と脳のための栄養素

10 グルタミン

アミノ酸には、体内で合成できないため、食事などで栄養素そのものをとらなければならない必須アミノ酸と、摂取した栄養素から体内で合成できる非必須アミノ酸がある。グルタミンは後者の非必須アミノ酸の一種だ。

普通、しっかり食事をとっていれば、必要量のアミノ酸はまかなえる、とされているが、現代人の食事、とりわけ子どもの食事は〝しっかり〟のレベルとはいえない。たんぱく質が不足しているなど、問題が少なくないのだ。

しかも、心にも体にも大きなストレスを抱えているのが現代人。そのストレスによってグルタミンはどんどん消費されるのである。

グルタミンの貯蔵庫は筋肉だが、その働きは免疫系と深くかかわっている。免疫を担当している細胞、たとえば、リンパ球、マクロファージ、好中球（いずれも白血球）といった細胞のエネルギー源となっているのがグルタミンなのだ。

白血球は異物や外敵から体を守る免疫システムの主力部隊。そのパワーはエネルギー源が十分に供給され、活性化されてこそ、いかんなく発揮される。つまり、パワーのカギはグルタミンが握っているといってもいい。

グルタミンが不足していると、主力部隊は弱体化する。細菌やウイルスを撃退できず、感染してしまう、といったことが起こるわけだ。実際、白血球の数は十分あるのに風邪などの感染症にかかりやすい、かかると治りにくいという人がいる。グルタミン不足はその大きな原因と考えられる。

傷を早く治す働き（創痍《そうい》治癒の促進）もグルタミンがになっている。ケガをしたときや手術を受けたときに、グルタミンがたっぷりあると、治りが早いし傷もきれいに修復される。手術の1カ月くらい前からグルタミンを体のなかに入れておくと、手術の痕《あと》が早くきれいに治ることも証明されている。

さて、グルタミンのもうひとつ重要な働きがある。それは腸粘膜のエネルギー源として働くことだ。

腸粘膜がバリア、すなわち免疫の最前線であることは、何度となくお話しした。粘膜が弱いと余計なものが侵入してしまい、それが抗原となって脳アレルギーの引き金を引く、ということもすでにご理解いただいていると思う。

「脳アレルギー」が原因と見られるさまざまな症状が出ている子どもは、グルタミンが不足している可能性が非常に高い、といっていい。

よって、グルタミン不足の解消は必須のテーマである。腸粘膜が丈夫になれば、腸内細菌も活性化し、バランスも整う。バリア機能はグンと向上するのである。このバリアが十二分に働くことが、「脳アレルギー」を改善する確かな一歩であることはいうまでもない。

グルタミンを多く含んでいる食品は、肉、魚、卵、チーズ、昆布（海藻）、小麦粉、大豆、落花生、アーモンド、ゴマなど。それらの食品を日常の食事メニューに積極的に、かつ上手にとり入れてみてほしい。

第4章

栄養療法で子どもはここまで変わる！

「脳アレルギー」の改善症例

◉「困った」症状が出る前から「脳アレルギー」は起きている

忘れ物が多かったり、集中力に欠けていたり、友達とうまく関係を築くことができずにトラブルを起こしたり……。わが子にこうした日常が繰り返されると、「こんなに問題行動を起こすのは、私の育て方がいけなかったのではないだろうか……」と、親御さんの心中も穏やかではないに違いない。家族や親戚からバッシングに遭うといったケースがあることも、容易に想像がつく。

しかし、これまでも再三お話ししてきたように、発達に障害ありとして括られ、さらに細分化されてつけられる病名だけにスポットをあてていたのでは、子どもたちが抱える問題の多くは解決しない。

食事のとり方にこそ問題がある。起きている症状の原因として考えられる、不足している栄養素は何か、欠乏しているものはないか、とりすぎてしまっている不要なものはないか……。それらをあぶり出していくことから栄養療法ははじまる。食物アレルギーの検査項目にチェックが入った食材を除去していく取り組みもそのひとつだ。

ただ、子どもたちは成長過程にある。何が何でも問題となる食材を除外してしまうことはほとんど困難といっていい。

そこでやはり〝とり方〟がクローズアップされる。腸粘膜そのものが弱った状態を改善し、栄養素がきちんと脳に届く理想的な流れをつくり出す、ということが、成長期だからこそ大切になってくるのだ。

この章では、実際にどのような経緯を経て、栄養療法で「脳アレルギー」を改善していったかを具体的にご紹介していくが、子どもたちに起こっている精神症状とその経緯は一様ではない。

忘れ物が多く、感情の起伏が激しい子、他者とのコミュニケーションをとろうとせず、こだわりの強い子、感情をコントロールすることができず、物を探すことができない子、ＡＤＨＤと診断されて投薬治療を受けている子……など、さまざまなケースがある。

ここで紹介しているケースでは、だいたい10歳前後で私のクリニックを訪れたり、他の病院を訪れている。なぜこの年齢層の子が多いのか？　私の考えはこうだ。

小学校に上がると、勉強がはじまるとともに、規律を守って集団生活を送らなければならない。このとき、「脳アレルギー」のある子は授業についていけなかったり、集団生活のなかでトラブルを起こしてしまうことが多い。そこで「困った」親御さんが、子どもをともなって病院にやってくるというわけだ。

しかし、この後に出てくる症例を見ればわかるように、親御さんが気づかないだけで、実際にはそれ以前から症状があらわれているのだ。乳幼児の頃から落ち着きがなかったとか、食物アレルギーやぜんそくがあった、ということが多々ある。

87ページの「脳アレルギー」チェックリストを参考に、「何かおかしい」と思った時点で、ぜひ専門の医療機関を受診していただきたい。成長期の子どもにとって、正しい対処が早ければ早いほどいいことは、いうまでもない。なお、「脳アレルギー」があらわれるかどうかには、個体差がある。つまり、親やきょうだいに問題がなくても、その子だけに症状があらわれるケースがあるということだ。

以上を踏まえたうえで、子どもにあらわれている「困った」症状を読み解くうえでの参考にしてみてほしい。

忘れ物が多く、感情の起伏が激しい
→卵・砂糖アレルギー

Dちゃん／8歳女児

母親が訴えるDちゃんの症状は、とにかく忘れ物が多い。授業に集中できず、落ち着いて座っていられない。黒板に書かれた問題は、わかった時点で口に出して答えてしまう。手を挙げて、指名を受けたら答えるというルールが守れないのだ。だから、Dちゃんの席は最前列、先生の真ん前というのが定位置だったようだ。

毎日靴下の裏を真っ黒にして帰ってくるので、おそらく、学校では上履きを履く、というルールも守れていなかったのではないかと、お母さんは考えている。

Dちゃんはさらに、文字に筆圧がなく、漢字を覚えるのが苦手という特徴も示していた。へんとつくりを左右逆に書くことも多く、毎日の連絡帳の記帳もままならない。成績は中から上の範囲だが、生活面の注意に先生から寄せられるコメントには、常に、「がんばりましょう」の文字が並んだという。

お母さんがもっとも心配していたのは、友達との良好な関係をつくれないことだったという。すぐにカッとなり、十分な会話、意思の疎通をとるという行為ができないのだ。体育が授業にある日はとくに機嫌が悪く、家に帰ってからきょうだいゲンカはする、親には当たり散らす、ということが日常で、学校から帰ると家でゴロゴロ。宿題もしないという状況が繰り返されていた。

ネガティブな言動も目立った。友だちとささいなトラブルがあると「どうせ私なんか生きていてもしょうがない……」「私なんか、だめだよね……」といった言葉が口をついて出てくる。さらに、甘い物やスナック菓子への欲求は強く、与えないと感情が昂《たかぶ》るということが、日常だったそうだ。

初期におこなったDちゃんの血液検査には、こうしたもろもろの言動を裏付けるデータがあらわれた。血糖調節障害、つまり砂糖アレルギー（低血糖症）を示す結果が見られたのだ。感情の起伏が激しい、甘い物に強いこだわりがあるといった傾向は、まさにそれを示していたのだが、Dちゃんの場合は、寝ているあいだも血糖値が安定しない。ぐっすり眠ることもなかったのではなかったか、と推測がつく。さらに、体力がない、集中力に欠けるといった症状にはビタミンB群、鉄分の不足が考えられた。

初診時のDちゃんに目立ったアレルギーの症状はなかったが、検査を広げると、牛乳、ヨーグルト、チーズなどの乳製品と卵にIgGアレルギーのあることが判明した。腸粘膜が弱い子どもの場合は、毎日定期的に体内に入ってくる食材にIgG抗体が陽性に出ることが実に多い。Dちゃんにあらわれている症状との関連を特定することはできないが、腸粘膜が弱いことによるたんぱく質の消化・吸収機能が低下していることだけは、はっきりしていた。

Dちゃんへの治療はまず、血糖値の乱高下を安定させることが先決だった。血糖値が急激に上がる砂糖がたっぷり入った食品、糖質食材の禁止である。お菓子や甘いジュースはもちろん、白米や食パンなど精製されたものもNG。甘い果物も禁止項目に入れられた。代わってすすめたのは、血糖値の変動が少ない食材とたんぱく質の補給だ。肉、魚、豆、卵、野菜、そして、「ほんの少し」という原則で、未精製の米（玄米）、パン（全粒粉）というのが基本になる。

IgG抗体が認められた食品についてはとくに、とにかく「毎日食べない」ことを指導した。最低でも週に2回は乳製品や卵はとらない。続けて抜くのではなく、月曜日食べたら、次は水曜日に食べるというように、間をあけて抜くのがポイントとなる。

この食スタイルを日々実践するには、給食をやめてお弁当に変更する必要がある。お母さんには学校に許可を願い出ていただき、お弁当の他に午前と午後の2回、補食として豆類とアミノ酸のサプリメントをとることも承認してもらった。

お弁当の中身はおかずが中心。たんぱく質と野菜がたっぷり入ったものとし、帰宅後のおやつは、甘いお菓子から肉団子や焼き鳥などに変わった。さらに、就寝中の低血糖を防ぐために、寝る前にも補食（豆類、アミノ酸）をしてもらうことをつけ加えた。

栄養素の補給は、不足栄養素の補給、脳内神経伝達物質のバランス補正としてビタミンB群、ナイアシン、鉄、ビタミンCのサプリメントを、アレルギーの改善、腸内環境の改善のためにラクトフェリンと乳酸菌をとってもらうように指導した。

こうしてはじまった栄養療法＋アレルギー除去食は、Dちゃんにどんな変化をもたらしたか。1年を経過した現在までの症状の経過をたどってみよう。

〈文字に変化があらわれた〉

しっかりとした筆圧で書けるようになり、マス目をはみ出さなくなった。漢字を覚えるのも早くなり、連絡帳の記入もできるようになり、時折、クラスで1～2人しかもらえない「ベリーグッド」のハンコをもらってくるようになった。体育がある日の漢字テストはまだ体力面で不十分のためにボロボロの状態にはなるものの、ときに100点をとってクラスで名前が貼り出されるまでになっている。

〈落ち着きが出てきた〉

授業中に立ち歩くことがしばしばだったが、それがなくなり、きちんと椅子に座っていられるようになった。

〈帰宅後の態度が変わった〉

帰宅するとまず宿題をすませ、音読もひとりでやるようになった。もうゴロゴロはしない。鉛筆を削って翌日の準備をすませてから母親のところへやってきては、その日に学校であったことを楽しげに話すようになった。「どうせ、私なんか……」といったネガティブな言動はまったく影を潜めている。

「友達が家に遊びにくるようになったことが、私としては嬉しいことでしょうか。それに、私が具合悪そうにしているときなどは『ママ、大丈夫?』と思いやりの言葉をかけてくれるようになったこと。1年前では考えられないことですから……」

Dちゃんの喜びは、母親のそれとはちょっと違っている。席替えで「最前列で先生の真ん前」の指定席から解放されたことなのだそうだ。

落ち着きがなく、強いこだわりと確認行動がある
→乳製品・卵・果物・野菜・肉・魚介・スパイス・穀物・砂糖アレルギー

Eちゃん/9歳女児

コミュニケーションをとるのが困難。診察室でEちゃんにはじめて会ったときの印象だ。目を合わせようとせず、自分の世界に入り込んで、診察中もじっと座っていられない。

この印象はそのまま学校でも繰り広げられていたという。集中できない、座っていられない、友達との人間関係がつくれない。会話のほとんどは「単語」で、意思を伝えようと

すればするほど修飾のない単発語でのコミュニケーションしかできない状態だった。

Eちゃんに特徴的だったのは、特定のものごと（時間、場所、行動）への強いこだわりがあることだ。彼女は「5時」という時間に強いこだわりを示し、「まだ5時じゃないの？」と、さかんに問いかけてくるのが常だったという。

外出の際も、決まった場所へ行って、決まった行動をしてからでないと次の行動に移れない、という症状もあったという。カバンへのこだわりも強く、カバンに顔を近づけて「フーフーフー」と息を吹きかける。このスイッチが入ると彼女にとって場所は関係ない。街中でこの行為がはじまると、周囲は奇異な目で見る。しかし、彼女にとっては〝それ〟をしないと次の行動に移れないのだ。

紙と鉛筆を与えると、ものすごい集中力で意味のないものを描き続けるといったことにもこだわりはあらわれていたが、食べ物にもそれは顕著だった。とにかくチョコレートや市販のお菓子が大好きで、それを食べないと満足しない。与えないと怒り出し、暴れることもしばしばだった。白いごはん、パンが大好きという偏食傾向もあった。Eちゃんの様子、お母さんからの問診で得られた情報は、そのまま血液検査の結果にあらわれていた。

・低たんぱく、低コレステロール
・膜障害
・ビタミンB群の不足
・低血糖症
・鉄欠乏

初潮前の女の子で鉄欠乏というのはおおいに問題だが、Eちゃんの場合は砂糖アレルギー（低血糖症）が極めて顕著だったことだ。おなかがすくと血糖値は60にまで下がってしまい、乱高下が激しいのだ。甘い物に執着が強いという傾向も、砂糖アレルギーが表出したものと考えられた。

たんぱく質やコレステロールの値が低いというのも問題がある。成長期の子どもにはどちらも必須の栄養素だ。とくに細胞を包む膜にはコレステロールが十分になくてはならない。「膜障害」というのは、細胞膜にコレステロールがあきらかに不足している状態をいうが、その膜は弱く、壊れやすくなっている状態だと考えていい。ストレスも遠因であるから、Eちゃんが強いストレスにさらされていることも、データからは読み取れた。

さらに驚くべき検査結果が出た。

・乳製品（牛乳、チーズ、ヨーグルトなど）
・果物（リンゴ、メロン、グレープフルーツ、スイカなど）
・野菜（アスパラガス、ブロッコリー、レタス、キャベツ、サツマイモ、ジャガイモ、カボチャ、トマトなど）
・肉類（牛、豚、鶏、ラムなど）
・卵
・魚介類（タラ、カキ、サケ、マグロなど）
・スパイス（カレー、ショウガ、チリ、バニラ）
・ナッツ・穀物（大豆、インゲン、トウモロコシ、玄米、白米、ライ麦、全粒小麦など）

といったすべての食材のジャンルを網羅せんばかりのアレルギーが認められたのである。

Eちゃんのようなケースでは、一つひとつのアレルギー食材を除去するのは、ほぼ不可能に近い。食べるものがなくなってしまうからだ。そこで、血糖値の乱高下を抑えること、腸内環境を整えて、腸粘膜を丈夫にするアプローチからはじめることになった。

現在、Eちゃんの治療は4カ月が経過しようとしている。
・意思を伝えるときの単語が少し増えはじめている
・こだわりの時間が短くなってきている
・多少、動き回ることが少なくなってきている
症状に多少の進展は見られるものの、劇的な改善というにはまだ及ばない。お母さんにしてみれば「もっと、もっと早くよくなってほしい」という思いが強いだけに、遅々とした症状の改善に不安は募るに違いない。確かにそうした傾向は見られるものの、「Eちゃんはまだ、改善へのスタートラインに立ったばかりなのですよ」とご説明している。

苦手な国語を克服し、成績優秀者に
↓小麦アレルギー

Fくん／15歳男児

3歳になっても言葉を話さなかったFくんに、家族の心配は集まっていた。検診では積

み木を重ねられず、聞かれたことにも返事ができない。クレヨンで三角や丸を描けず、「知能の発達遅れの可能性あり」といわれたという。

Ｆくんにはさらに、さまざまな症状があらわれてきた。気にいらないことがあるとかんしゃくを起こして床に頭を打ちつけ、外出時にも同じことが繰り返される。たんこぶをつくったり、出血をすることもあった。人に噛みつく、というのも特徴的にあらわれていたが、〝こだわり〟がとくに顕著だったという。偏食がひどく緑色のものは、どんなに小さく刻んでも食べない、洋服も自分が気に入ったものしか着ないため、同じものを数着そろえて対応するしかなかったという。

よく風邪を引き、中耳炎で鼓膜切開、高熱を出して熱性けいれんを起こして救急車で運ばれることも何度かあるという身体的な経緯を経ながら、幼稚園に入る頃には少し、言葉も出てくるようにはなったものの、友達と意思を交流することができず、噛みつかれる、叩かれるということが繰り返されることもあったようだ、とお母さんは話す。

学校へは通う（道草をして遅刻するので車で送り迎え）ものの、向かうのは教室ではなく図書室。そのために自分に与えられた役割（給食当番）を忘れてしまうことがあるなど、

〝忘れる〟という状態が続いた。渡した学級費が部屋の机の引き出しに何カ月分もたまっていたり、学校から渡されるプリントがランドセルのなかに入ったままということもしばしばだったという。

Fくんにはもうひとつ苦手なことがあった。それは物を〝探す〟という行為である。「部屋のどこどこにあるから……」というお母さんからの指示にも、Fくんにはその部屋そのものがイメージできなかったというのだ。

Fくんが私のクリニックにやってきたのは、そうした日々を繰り返しながらの小学校6年生のときである。

栄養素の不足はあきらかに見られ、小麦に対するアレルギーも認められた。お母さんの強い理解もあり、食事療法がさっそくはじまった。

もともと甘いものを口にする習慣がなかったので、Fくんの場合、砂糖アレルギーに対する栄養処方に苦労はなかったが、炭水化物をはじめとした糖質制限は徹底した。

食事内容のシフトはたんぱく質中心の肉、魚、卵のローテーション食に置き換わった。

Fくんには検査から小麦にIgG型のアレルギーが見えていたので、こちらも食卓からはずすようにし、様子を見ながらヘム鉄、ビタミンB群、ビタミンCのサプリメントを加えていくようにした。

Fくんの変化は、食事内容をガラリと変えて1カ月もしないうちのことだった。Fくんが家に友達を連れてきたのである。この日のことは忘れない、とお母さんは話す。

この日以来、毎日のように友達が家にやってくるようになり、転校生が来た日には、自分から声をかけて家に連れてくるほどに、友達との交流は劇的に変わっていった。

中学に進学してからは運動部の部活動もはじめ、休日には友達と一緒に出かけるなど、人間関係に対するお母さんの心配は徐々に減っていったが、驚くべき変化はこれにとどまらなかった。学校の成績が、それこそうなぎ上りにアップしていったというのだ。

小学校の頃までは、国語力がとくに低く、文中の意味を読み解くことができなかったという。成績は中の上ではあったものの、計算能力にも遅れはあった。だからこそ、成績がどんどんアップしていくことに、驚愕《きょうがく》の思いがあったという。

現在Fくんは中学3年生になっているが、成績は常にトップクラスをキープしているという。家での勉強時間はそれほど多くはないにもかかわらず、高校志望校の模擬試験で成績優秀者リストに名前が載るほどになったのである。

お母さんはそんなFくんから、人がとるべき栄養素の大切さを、日々教えられているという。

Fくん自身、食事のとり方を変えたことによって大きな変化の渦中にいる。

将来は医師になる。それが現在のFくんの夢だ。お母さんはその夢を叶えるべく、栄養療法を実践することでサポートしていきたいと語っている。

ADHDで使用していた薬をやめられた→魚介アレルギー

Gくん／14歳男児

抱っこから下ろすと叫ぶように泣く。寝たなと思ってベッドに下ろそうとするとビクッと起きてしまう。袋のガサガサという音にも敏感に起き、泣き出す……。お母さんはとにかく、赤ちゃんの頃から「育てにくい子」だと感じていたという。

成長するにしたがい、集中力がないことや、食事中にボーッとするなどの行動が多少は気になっていたが、決定的に「何かおかしい……」と感じたのは、公園でジャングルジムに上ろうとしている姿を見たときだった。手と足をどう動かしたら上れるのかわからない様子だったからだ。

小学1年のときお母さんは小児精神科を受診することを決意。そこで告げられたのは「確定的な診断はつかないが、自閉症スペクトラムのどこかの段階にある」というものだった。お祭りに出かけた折、大きな音にパニックを起こし、聴覚が過敏であること、熱帯魚を見ると固まってしまうなど、視覚にも過敏であることが次第に判明していった。

小学6年のときにてんかん発作を起こし、脳波に乱れのあることがわかった頃からは、対人関係に問題が生じるようになる。

Gくんの訴えによると、「教室に入ると、みんなに睨《にら》まれているような感覚を覚える」ことが多くなった。友達をつついたり、筆箱を取り上げたり、何かとちょっかいを出す。Gくん自身もそれがいけないことだとわかっている様子だったが、自分ではどうすることもできないと悩むようになり、学校へ行く足が次第に遠のいていったという。

中学に入ると友人関係を築くことがますます困難になっていった。ささいなことでいざこざを起こし、暴力を振るうこともしばしばとなる。この頃に小児精神科の医師から処方されたのが「コンサータ」だ。学校へ行く日はこの薬を服用するようになった。

ここでコンサータについて説明を加えておこう。コンサータはＡＤＨＤ治療薬として２００７年に承認された薬だ。脳内の神経伝達物質の放出量と濃度を調整する薬として、これまで使用されてきたリタリンがその効果を3時間に区切っていたものが、コンサータは12時間の効果継続が期待されるとして、治療の現場では使用頻度が高まっている。「強い緊張や不安からの衝動性を抑えるため」というのが処方の理由だ。

しかし、当然だが、薬には副作用が指摘される。リタリンはすでに、適用量以上を服用すると覚醒作用を示すケースもあり、合法ドラッグではないかと問題になっている。

コンサータについても、子どもの服用にはさまざまな懸念がいわれている。食欲不振や夜眠れなくなるなど、成長を妨げる要因が拭えない。実際、コンサータを服用すると一日の半分を脳内の神経伝達物質は薬によってコントロールされることになるわけで、こうした状態が常になれば、さらなる影響が出てきてもおかしくはない。

Gくんにもそれはあらわれた。コンサータを服用しはじめた頃から徐々に、強い疲労感が抜けず、朝起きられない日が増えていき、学校へ登校する日が次第に減っていったのだという。私のクリニックを訪れたのは、数カ月間学校へ行けない日が続いた中学2年生のときである。

検査結果のデータには、骨の成長はさかんではあるものの、たんぱく質、鉄、亜鉛、ビタミンB群の不足が見てとれた。強い疲労感は、自身の訴えからもあきらかに伝わった。アレルギー検査には魚介類が引っかかり、IgEタイプで強い反応があらわれていた。

栄養療法では、食生活のなかから魚介類を除いたたんぱく質ローテーション食をはじめてもらった。同じ種類のたんぱく質は毎日とらないというものだが、糖質への配慮も欠かせない。加えて、アミノ酸（グルタミン）をはじめとした不足栄養素（鉄、カルシウム、ビタミンD、亜鉛、ビタミンB群、ナイアシン、プロテインなど）はサプリメントでとってもらうこととした。以下にその経過を示しておこう。

〈3カ月後〉

家での緊張感がとれたのか、笑顔が出るようになる。外出することも、学校へもまだ行けないが、顔色がよくなり、筋肉がついてがっちりしてきた。

〈6カ月後〉

集中力がつくようになり、本を積極的に読むようになる。家のなかでトレーニングをはじめるようにもなり、声を出して笑うこともできるようになったが、家から外へはまだ出て行けない。

〈9カ月後〉

家族に対して当たり散らし、ときに暴力を振るっていたが、イライラが昂じるときはそれを声に出して発散するなど、コントロールができるようになった。夜になるとジョギングをするために外出できるようになったものの、日中は緊張が解けず、精神科に通うときは車を利用していた。

〈1年後〉

積極的に運動をするようになり、自ら体力をつけるようになってきた。昼間も外出が可能にはなったものの、同年代の男の子に出会うと緊張して固まる。帰宅したときの顔にその表情が見てとれた。

〈1年2カ月後〉

自ら学校へ行くといい出す。コンサータを服用せずに登校するので，お母さんには少々の心配は残ったが、本人はやる気。電車やバスにはまだ乗れないので、車での送り迎え。教室へは入れなかったが、保健室で一日過ごすことができた。

〈1年8カ月後〉

栄養療法は継続して続けるなか、コンサータを服用せずにほぼ毎日学校へ行くようになった。22時には就寝して7時には起床するという規則正しい生活も身についてきた。部活にも参加できるようになり、学校帰りは電車で帰宅。ただし、まだ疲れやすさは残っている様子だという。

Gくんの症状はまだ〝途中経過〟だが、あきらかに表情は明るくなり、先のことが考えられるようになってきている。コンサータは現在服用していない。友達もでき、学校行事には可能な限り参加しているそうだ。往復の電車通学も、がんばっている。

Gくんは栄養療法をはじめた当初、「なんでこんな食事やサプリメントを飲み続けなければいけないんだ！」と強く拒否をした時期もあったという。しかしコンサータをやめて以降は、栄養療法の影響力を本人自身が実感しているようだと、お母さんは話している。

Gくんのように、発達障害を抱えている子どもたちは、自らも、

「なぜ適応できないのか……」

「友達と、なぜかかわれないのだろう……」

「なぜ暴力を振るってしまうのだろう……」

といったストレスに常にさらされている。外から想像する以上に、本人自身が精神的な抑圧を抱えているのだ。

それによって表出する症状はさまざまだが、ここで安易にうつ病、統合失調症、適応障害などといった診断を下し、投薬することには、より慎重で、謙虚な目が必要ではないだろうか。栄養療法で、少しずつ改善方向に向かう子どもたちを見ていて、そのことを痛感している。

おわりに

この本の企画が決まったとき、食物アレルギーと子どもの脳の関係について書かなくてはならないと感じた。しかしＩｇＧ抗体による食物アレルギーは、日本の医師にはまったくといっていいほど知られていない。食物アレルギーが多動や学習障害などの子どものトラブルと関係があることは、日本の児童精神科では存在すら知られていないのが現実である。とかく医学の世界ではエビデンスが重視される。医学の世界におけるエビデンスとは「この治療は効果があるという証拠」のことであり、教科書に載っているか有名な医学雑誌で発表されたものであることが重要視される。

本書の構成を考えていた２０１１年２月、医学雑誌のひとつである『ランセット』からひとつの論文が発表された。その内容はまさに食物アレルギーと子どもの脳のトラブルについて深い関連性があることを示した論文であった。

「ＡＤＨＤの子どもに対して、ＩｇＥとＩｇＧの２つのタイプの食物アレルギー検査をおこなった。その結果ＩｇＥ型アレルギーとＡＤＨＤとの関連性はなく、ＩｇＧ型アレルギーとＡＤＨＤには関連性が見出された。ＩｇＧ型アレルギーが生じていた食材を除去することによって、高い確率で症状の改善が得られた」

"Effects of a restricted elimination diet on the behaviour of children with attention-deficit hyperactivity disorder（INCA study）: a randomised controlled trial."（The Lancet, Volume 377, Issue 9764, Pages 494 - 503, 5 February 2011）

この論文では、食物アレルギーとＡＤＨＤの関連性をＲＣＴ（二重盲検試験）という方法を用いて証明しており、発表された雑誌が世界的に権威のある『ランセット』であったということも含めて大変なインパクトを持っているものである。それゆえ子どもの精神を扱う医師は、常に食物アレルギーと患者の症状に関連性がないのか、診断をつける過程において考慮することが常識にならなくてはならない。

しかし、現実は旧態依然とした診断と治療が繰り返されている。本書で紹介された患者さん以外にも、多くの子どもたちが療育のみの対応であったり、薬物療法が開始され、その副作用で苦しめられている。貴重な情報を知らずに従来の治療を繰り返し、自分の理解することができない治療を非難する、専門家であるといわれる医師たちに猛省を促したい。

自分の子どもの成長を見るのは、時に楽しく時に心配することになるが、多くの場合には家庭内での対応で事足りる。しかし、本書で取り上げたような症状が見られる場合には、親は専門家であるスクールカウンセラーや精神科医に相談し指示をあおぎ、わが子の「困った」へ対応することになる。ところが彼ら専門家は、本書で取り上げたアレルギーや栄養代謝から子どもの脳のトラブルに対応することは皆無である。本書をお読みになった親御さんは、このことを理解したうえで専門家のアドバイスを聞く必要があるのだ。

つい先日、大学1年生になり夏休みを利用して検査のために来院した患者さんと久しぶりに会った。見違えるほど逞《たくま》しくなり、もう青年の雰囲気である。彼はすでに4年以上この治療を継続している。初診時には、朝起きることができず学校は休みがちであった。学校では友達とささいなことでトラブルになり、さらにてんかん発作を繰り返していた。そのためお母さんは常に学校からの連絡を待つような状況だった。その頃は当然のように抗てんかん薬や抗うつ剤などが処方されていた。この4年間の治療期間で、抗うつ剤などはすでに不要となり、てんかんの薬だけが少量継続されていた。さらに主治医から、3年以上てんかん発作がないので断薬に向けて薬の減量も可能であると伝えられていた。工事現場で交通整理のアルバイトを続け、大学1年の1学期も無事に終えたことを話しながら、お母さんは涙ぐんでいた。

私は、子どもの脳や心のトラブルのすべてが栄養障害や食物アレルギーによって起こっているといっているのではない。通常の治療であきらかな改善がなく、学校生活や日常生活において何かしら支障が継続しているような子どもたちのなかには、本書で紹介した栄養障害や食物アレルギーが関係している子どもが多くいるということを伝えたいのだ。

本来、医師がこの知識を正しく持ち、日々の臨床で目の前にいる子どもたちの診断と治療に応用しなくてはならないのだが、それはまだ期待することができない。残念ながら情報を得た方々が賢くならなくては、不要な投薬が繰り返され、取り返しのつかない時間を子どもたちに経験させてしまうのである。

甘い物を控え、スナック菓子をやめることにどんな危険があるというのか？　子どもが異常に食べたがる食材を、しばらく除去してみることにどのような弊害があるというのか？　この治療を頭ごなしに否定し非難し、投薬治療を繰り返す医師に聞いてみたい質問である。そしてそのような医師は、『ランセット』に発表されたエビデンスを否定する根拠を示さなくてはならないのだ。

私は強い危機感をもって本書の企画を出版社へ提案した。編集を担当してくれた青春出版社の深沢美恵子さんは熱意をもって会社と交渉し、出版の了承を得た。また、短期間の集中した執筆で本書を完成させることができたのは、忙しい毎日においても時間をつくり、協力してくれた定真理子さんと齋藤雄介さんのおかげである。

治療とは、患者さんの将来へ可能性を提供するものでなくてはならない。子どもの患者さんの場合には、ひとたび改善傾向を示すと、家族だけでなく、多くの改善に立ち会っている私でさえも感動するような経過を見せてくれる。そのような多くの子どもたちの実績があるからこそ、一人でも多くの方々へこの治療を知らせるために、私は本の執筆や講演活動を続けている。

新宿溝口クリニック　電話03－3350－8988　http://www.shinjuku-clinic.jp
オーソモレキュラー（栄養）療法について　http://www.orthomolecular.jp

青春新書
INTELLIGENCE

こころ涌き立つ「知」の冒険

いまを生きる

"青春新書"は昭和三一年に――若い日に常にあなたの心の友として、その糧となり実になる多様な知恵が、生きる指標として勇気と力になり、すぐに役立つ――をモットーに創刊された。

そして昭和三八年、新しい時代の気運の中で、新書"プレイブックス"にその役目のバトンを渡した。「人生を自由自在に活動《プレイ》する」のキャッチコピーのもと――すべてのうっ積を吹きとばし、自由闊達な活動力を培養し、勇気と自信を生み出す最も楽しいシリーズ――となった。

いまや、私たちはバブル経済崩壊後の混沌とした価値観のただ中にいる。その価値観は常に未曾有の変貌を見せ、社会は少子高齢化し、地球規模の環境問題等は解決の兆しを見せない。私たちはあらゆる不安と懐疑に対峙している。

本シリーズ"青春新書インテリジェンス"はまさに、この時代の欲求によってプレイブックスから分化・刊行された。それは即ち、「心の中に自らの青春の輝きを失わない旺盛な知力、活力への欲求」に他ならない。応えるべきキャッチコピーは「こころ涌き立つ"知"の冒険」である。

予測のつかない時代にあって、一人ひとりの足元を照らし出すシリーズでありたいと願う。青春出版社は本年創業五〇周年を迎えた。これはひとえに長年に亘る多くの読者の熱いご支持の賜物である。社員一同深く感謝し、より一層世の中に希望と勇気の明るい光を放つ書籍を出版すべく、鋭意志すものである。

平成一七年

刊行者　小澤源太郎

著者紹介
溝口　徹〈みぞぐち　とおる〉
1964年神奈川県生まれ。福島県立医科大学卒業。横浜市立大学病院、国立循環器病センターを経て、1996年、痛みや内科系疾患を扱う辻堂クリニックを開設。2003年には日本初の栄養療法専門クリニックである新宿溝口クリニックを開設する。
栄養学的アプローチで、精神疾患のほか多くの疾患の治療にあたるとともに、患者や医師向けの講演会もおこなっている。著書に『「うつ」は食べ物が原因だった！』(小社刊)、『がんになったら肉を食べなさい』(ＰＨＰサイエンス・ワールド新書)などがある。

キレる・多動《たどう》・不登校《ふとうこう》…
子《こ》どもの「困《こま》った」は
食事《しょくじ》でよくなる

青春新書
INTELLIGENCE

2011年９月15日　第１刷

著　者　溝《みぞ》口《ぐち》　徹《とおる》

発行者　小澤源太郎

責任編集　株式会社プライム涌光
電話　編集部　03(3203)2850

発行所　東京都新宿区若松町12番１号 〒162-0056　株式会社青春出版社
電話　営業部　03(3207)1916　振替番号　00190-7-98602

印刷・大日本印刷　製本・ナショナル製本

ISBN978-4-413-04331-1